Badiane Ousseyne
Mangane Abdoulaye
Thierno Taibou Diallo

Avaliação do plano nacional de implantação de vacinas contra a covid-19

Badiane Ousseyne
Mangane Abdoulaye
Thierno Taibou Diallo

Avaliação do plano nacional de implantação de vacinas contra a covid-19

ScienciaScripts

Imprint
Any brand names and product names mentioned in this book are subject to trademark, brand or patent protection and are trademarks or registered trademarks of their respective holders. The use of brand names, product names, common names, trade names, product descriptions etc. even without a particular marking in this work is in no way to be construed to mean that such names may be regarded as unrestricted in respect of trademark and brand protection legislation and could thus be used by anyone.

Cover image: www.ingimage.com

This book is a translation from the original published under ISBN 978-620-6-71710-2.

Publisher:
Sciencia Scripts
is a trademark of
Dodo Books Indian Ocean Ltd. and OmniScriptum S.R.L publishing group

120 High Road, East Finchley, London, N2 9ED, United Kingdom
Str. Armeneasca 28/1, office 1, Chisinau MD-2012, Republic of Moldova, Europe
Printed at: see last page
ISBN: 978-620-7-91188-2

AGRADECIMENTOS

Agradeço a Deus, Todo-Poderoso, Clemente e Misericordioso, que tem poder eterno sobre mim. Graças a Ele, chegámos até aqui.

Aos meus supervisores do Departamento de Prevenção do Senegal *(Dr. Ousseynou Badiane, Abdoulaye Mangane, Youssouf M'baye e Ibrahima Mbaye): pela vossa disponibilidade, pelo vosso acolhimento e pelos conselhos que me deram e que serão úteis na minha carreira profissional. Desde o início, senti que estava num ambiente familiar. Permita-me que lhe diga um grande obrigado. Que Deus vos dê uma longa vida.*

À minha orientadora de tese, a Dra. Marie-Laure KLEME: *aceitou gentilmente ser a orientadora deste trabalho e supervisioná-lo apesar da sua agenda preenchida. A sua qualidade científica e a sua disponibilidade incondicional permitiram-me alcançar os resultados esperados. Mais do que um mestre, foi um conselheiro. Caro Mestre, permita-me reiterar a minha profunda gratidão. Que Deus perpetue a sua obra por todo o mundo e traga prosperidade e saúde à sua família.*

Ao Professor René Migliani: *obrigado por ter dedicado o seu precioso tempo a enriquecer o meu trabalho.*

Aceitem a minha sincera gratidão.

Aos auditores do departamento de saúde da Universidade Senghor *(Amadou Oury Diallo, Zinsou Rodrigue Ahodegnon, Nambinintsoa Lima Rose e Nehemie Phycien): contribuíram para o desenvolvimento desta joia, fornecendo-me excelentes orientações. Que Deus guie os vossos passos e vos coroe de pleno êxito nas vossas actividades. Permitam-me simplesmente agradecer-vos.*

À 18ª turma de licenciados da Universidade Senghor: *o tempo que passei convosco foi uma experiência maravilhosa. Aprendi a viver numa comunidade multicultural que ficará gravada na minha memória.*

Aos meus colegas e colaboradores do Programa Alargado de Imunização da Guiné *(Dr. Ibrahima Somparé, Idrissa Baldé e Dr. Kalissa Sakoba): Gostaria de aproveitar esta oportunidade para expressar a minha gratidão e apreço. De longe, nunca deixaram de me abençoar, de me encorajar e de me dar conselhos.*

À minha família: *é um dia inesquecível para mim poder pôr em prática o esforço que fizeram por mim durante os meus estudos. Não posso mencionar nomes aqui, mas quero que saibam que todos tiveram um papel importante para me ajudar a alcançar o meu objetivo. Que Deus vos abençoe, vos dê uma vida longa e que a sua sombra se estenda sobre vós e sobre os vossos filhos. Que Deus fortaleça os laços de parentesco entre todos os membros e me ajude a continuar a ser-vos grato.*

DEDICAÇÃO

Para o meu falecido pai Thierno Ibrahima DIALLO"BABA", aqui estou eu a dar um passo em frente sem ti fisicamente, mas foste o arquiteto desta jornada. A tua paixão pela saúde fez de mim o que sou hoje. Obrigada, pai, por tudo o que fizeste por mim. Descansa em paz. Que Deus nos dê a fé e a força para cumprirmos a tua missão.

À minha Mãe Hadja Kadiatou BALDE, uma Mãe corajosa, combativa e generosa. Este é o momento tão esperado que verá a coroação do vosso apoio. Obrigado "Néné", que Deus te dê uma longa vida.

Aos meus irmãos e irmãs, hoje é um dia inesquecível para mim, porque consegui fazer jus ao esforço que fizeram durante os meus estudos. Prometeram apoiar-me nos meus estudos e fizeram-no. Este trabalho é também vosso.

Ao meu compreensivo marido Amadou DIALLO, eis-nos no fim do trabalho que empreendemos juntos. Apoiou-me moral e psicologicamente. Obrigada e ficar-te-ei eternamente grata.

Aos meus filhos (Fatoumata Lamarana, Oumar Bella, Abdoulaye Sadio e Aissatou Sélé DIALLO), é com orgulho que hoje vos dedico esta obra. Tive de faltar a alguns momentos históricos das vossas vidas, mas foi necessário e convido-vos a seguir este belo exemplo. Que Deus ilumine o vosso caminho para a escola e vos dê uma longa vida.

À comunidade guineense Senghor 18, juntos formámos uma bela família e aceitaram o meu título de "Diadia", que muito amo. Aceitem a minha sincera gratidão.

RESUMO

Introdução: A avaliação pós-introdução **de** vacinas é uma prática corrente no Programa Alargado de Imunização no âmbito do sistema de saúde. Deve ser efectuada num período de tempo bem definido, entre 6 e 18 meses após o início da vacinação. O Senegal introduziu as vacinas contra a COVID-19 no seu programa de imunização através de um plano nacional de distribuição de vacinas contra a COVID-19 em 26 de fevereiro de 2021. Tanto quanto é do nosso conhecimento, ainda não foi efectuada qualquer avaliação do plano de distribuição de vacinas contra a Covid-19 no Programa Alargado de Vacinação do Senegal. Este trabalho permitiu-nos avaliar a situação dois anos após a distribuição destas vacinas.

Métodos: Trata-se de um estudo de avaliação transversal realizado de 2 a 14 de julho de 2023 na região médica de Dakar a todos os níveis da pirâmide sanitária, com as partes interessadas envolvidas na vacinação (Direção de Prevenção, região médica de Dakar, três distritos sanitários e 8 locais de vacinação) para avaliar a preparação e a implementação do plano nacional de implantação das vacinas contra a Covid-19 no programa de vacinação do Senegal.

Resultados: Foram visitados 13 locais envolvidos na vacinação contra a Covid-19. A área de preparação regulamentar levada a cabo pelo nível central foi 100% implementada. Por outro lado, foram registados resultados fracos nos seguintes domínios

- planificação e coordenação da introdução de vacinas a nível distrital (0% para reuniões regulares do grupo técnico) ;
- Aceitação e adesão à vacinação (38% das actividades locais de mobilização social organizadas especificamente para a vacina contra a Covid-19 e 0% dos cartazes afixados nos locais de vacinação);
- Monitorização da segurança da vacina, gestão dos eventos adversos pós-vacinação (EAAV) e dos eventos adversos graves (0% de cobertura de todos os EAAV para a vacinação contra a Covid-19).

Este estudo permitiu-nos confirmar que o plano nacional de distribuição da vacina contra a Covid-19 foi eficaz, utilizando o sistema de vacinação habitual. No entanto, houve falhas na implementação destas actividades, tais como a comunicação e a mobilização social, e a gestão da MAPI.

Palavras-chave Covid-19, Dakar, Pós-introdução, Vacinação de rotina

ÍNDICE DE CONTEÚDOS

1 INTRODUÇÃO

A Covid-19 é uma zoonose causada pelo coronavírus 2 da síndrome respiratória aguda grave (SARS-CoV-2) [1]. Este vírus causa infecções do trato respiratório que vão desde a constipação comum à síndrome de dificuldade respiratória grave. É geralmente transmitido pela inalação de gotículas produzidas pela tosse ou espirros, ou pelo contacto com as membranas mucosas da boca, nariz e olhos [2]. Inicialmente descoberta na cidade de Wuhan, na China, em dezembro de 2019, a Covid-19 assumiu proporções pandémicas nos primeiros meses de 2020. O primeiro caso no continente africano foi diagnosticado no Egipto em 25 de fevereiro de 2020[3].

Até 21 de fevereiro de 2023, a Organização Mundial de Saúde (OMS) comunicou 757 264 511 casos confirmados, incluindo 6 850 594 mortes. A cobertura mundial da vacinação para a dose 1ère foi de 64,93% [4].

A mortalidade por Covid-19 foi mais elevada nos idosos, nos profissionais de saúde e nas pessoas com co-morbilidades [5]. A principal complicação é a respiratória. Foram descritas na literatura complicações tardias como fibrose pulmonar, tromboembolismo venoso, trombose arterial, trombose cardíaca e inflamação, acidente vascular cerebral, complicações dermatológicas e disfunção do humor [6].

A pandemia de Covid-19 alterou radicalmente o estilo de vida das pessoas e teve um grande impacto no comportamento do público [7,8]. Levou também a uma interrupção das actividades de vacinação de rotina [9]. A vacinação contra a Covid-19 continua a ser um meio essencial para controlar esta pandemia. Os ensaios aleatórios controlados de fase 3 de diferentes vacinas contra a Covid-19 revelaram taxas de eficácia que variam entre 50% e 95%. Com base nestes resultados, a OMS e outras organizações de saúde autorizaram a utilização destas vacinas a partir de dezembro de 2020 [2].

Na sequência desta autorização, foi criada a iniciativa COVAX para facilitar o acesso equitativo às vacinas nos países em desenvolvimento. Esta iniciativa é co-liderada pela Aliança Mundial para as Vacinas e a Imunização (GAVI) e pelos seus parceiros habituais (OMS e UNICEF) com a Coligação para a Inovação na Preparação para Epidemias (CEPI) para acelerar a disponibilidade de vacinas a todos os níveis [10].

A natureza contagiosa e mortal da pandemia de Covid-19 exigia uma vacina e, pela primeira vez na história, foram utilizadas novas tecnologias para desenvolver vacinas, como a vacina de ARNm e a vacina de adenovírus. A utilização destas novas tecnologias foi necessária para proteger a população mundial. Esta nova tecnologia suscitou muitas preocupações públicas sobre a imposição de uma vacina "experimental e não testada". Uma novidade tão grande como a Covid-19 exige a elaboração meticulosa de um novo manual sobre a aplicação e a introdução destas vacinas no contexto de uma pandemia [11]. Inicialmente, foi pedido aos programas de vacinação que excluíssem as mulheres grávidas e lactantes como alvos prioritários, uma vez que os dados dos ensaios clínicos da altura não provavam que a vacina era segura para as mães e os fetos [12]. Os países terão de desenvolver os seus planos tendo em conta as orientações fornecidas pela OMS através do COVAX. O objetivo do Plano Nacional de Vacinação contra a Covid-19 (PNVC) no âmbito do Programa Alargado de Imunização (PAI) é reduzir a morbilidade e a mortalidade devidas a esta pandemia [13]. No entanto, vários países oferecem estas vacinas fora do âmbito do PEI [2].

O Senegal registou o seu primeiro caso de Covid-19 em 2 de março de 2020. Até 31 de janeiro de 2021, todas as 14 regiões tinham sido afectadas e 77 dos 79 distritos (97%) já tinham casos confirmados de Covid-19 [14]. Em janeiro de 2021, o Comité Consultatif pour les Vaccins au Sénégal (CCVS) reuniu-se para validar a vacinação no âmbito do PAV:

• elevada morbilidade e mortalidade, com 2 5127 casos confirmados e 592 mortes em janeiro de 2021,

• a existência de diferentes vacinas seguras e eficazes,

• a capacidade do país para introduzir novas vacinas [15].

Como parte da sua resposta à COVID-19, o país elaborou um plano para a distribuição das vacinas contra a COVID-19. Graças às vacinas adquiridas através da cooperação bilateral e da iniciativa COVAX, o país pôde começar a vacinar alvos prioritários em todo o país em 23 de fevereiro de 2021 através dos serviços habituais de vacinação do PEI. O objetivo geral deste plano era contribuir para a redução da morbilidade e mortalidade ligadas à Covid-19 através da vacinação das populações-alvo prioritárias. Mais especificamente, isso envolveu :

• vacinar pelo menos 90% do grupo-alvo prioritário (profissionais de saúde da linha da frente, pessoas com 60 anos ou mais, pessoas com doenças crónicas) antes de junho de 2021;

• notificar e gerir 100% dos casos de acontecimentos adversos após a vacinação (EAAV) registados no prazo de 45 dias após a vacinação [14].

Foi organizada uma revisão intra-ação (IAR) após 4 meses de implementação da vacinação. Os seus objectivos específicos foram os seguintes (i) analisar coletivamente o processo e os resultados da resposta à vacinação contra a Covid-19; ii) identificar as melhores práticas e os desafios na implementação da vacinação contra a Covid-19; iii) melhorar a resposta à vacinação, apoiando as melhores práticas que contribuem para alcançar os objectivos do programa e tomando medidas para evitar lacunas no programa; iv) gerar recomendações e pontos de ação para melhorar a implementação nas fases subsequentes; v) documentar, partilhar e aplicar as lições aprendidas com os esforços de resposta em benefício do reforço global do sistema de saúde [16]. Além disso, a OMS recomenda uma avaliação pós-introdução 6 a 18 meses após a introdução inicial de uma vacina contra a Covid-19, para responder a perguntas sobre o desempenho da implementação e para orientar futuras políticas e estratégias de vacinação [17,18].

Até 30 de fevereiro de 2023, tanto quanto sabemos, não foi efectuada qualquer avaliação desde a introdução das vacinas contra a COVID-19 no PEI no Senegal. É por isso que estamos a realizar este estudo, que nos permitirá: (i) identificar os ajustes necessários ao plano nacional de distribuição de vacinas; (ii) otimizar a gestão e utilização das vacinas Covid-19; e (iii) fornecer lições aprendidas para futuras distribuições de vacinas em caso de pandemia.O objetivo geral deste estudo é avaliar a preparação e implementação da vacinação Covid-19 no programa de vacinação do Senegal.

1.1 investigação

A questão principal deste estudo foi: qual foi a qualidade dos aspectos programáticos na implementação do PNDV e em todos os níveis da pirâmide da saúde? Estas áreas foram: regulamentação; planeamento e coordenação da introdução de vacinas; recursos e financiamento; populações-alvo e estratégias de vacinação; gestão da cadeia de abastecimento e gestão de resíduos de saúde; gestão e formação de recursos humanos; aceitação e utilização de vacinas; vigilância de eventos adversos após a vacinação; sistema de monitorização da vacinação; vigilância de doenças; e avaliação da introdução de vacinas contra a Covid-19.

1.2 Hipótese

Pensa-se que a distribuição de vacinas contra a Covid-19 em tempos de emergência é a razão pela qual os indicadores para os vários aspectos programáticos do plano nacional de distribuição de vacinas não foram alcançados.

1.3 Objectivos

Geral: Avaliar a preparação e a implementação do plano nacional para a implantação de vacinas contra a Covid-19 no programa de vacinação do Senegal.

Específico :

- analisar o processo de implementação ;

- medir em que medida foram alcançados os indicadores de execução do plano de implantação vacinas ;

- identificar os obstáculos ou factores que limitam a consecução dos indicadores para a aplicação do plano de distribuição de vacinas.

2 REVISÃO DA LITERATURA

2.1 Definição de conceitos

As origens da vacinação remontam ao século VII d.C., quando os budistas indianos bebiam veneno de cobra para se "imunizarem" contra os efeitos desta toxina. Mas a variolização, a mãe da vacinação, remonta à China do século XVI. Consistia em administrar um pedaço de algodão com pus de pústulas humanas, que era depois colocado nas narinas de uma pessoa não contaminada, ou utilizar escamas em vez de pus, ou fazer com que uma pessoa saudável vestisse as roupas de uma pessoa doente. A variolização foi utilizada pela primeira vez na Índia do século XVI. Em 1774, graças ao inglês Benjamin Jesty, a vacinação foi conseguida pela primeira vez, depois de ele ter observado que os leiteiros pareciam estar protegidos contra a varíola depois de terem contraído a vaccinia (varíola bovina). Entre 1870 e 1885, com os esforços de Louis Pasteur e dos seus alunos, foi desenvolvida a vacinação moderna e as primeiras vacinas [17]. A evolução da vacinação é resumida na figura abaixo.

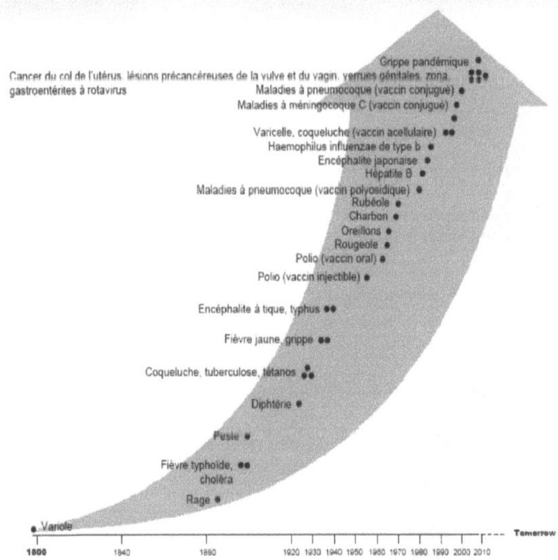

Figura 1: História da vacinação (Fonte: História e princípios da vacinação.2019)

Programa Alargado de Imunização (PAI): t r a t a - s e d e um organismo governamental responsável pela imunização. Foi criado em resposta a um relatório conjunto da OMS e da UNICEF sobre a elevada mortalidade causada por doenças infecciosas preveníveis por vacinação, que constituíam uma das cinco principais causas de morte de crianças com menos de 5 anos em 1977 [19,20].

Vacinação: é a inoculação artificial de um antigénio no organismo para induzir uma resposta imunitária. resposta imunitária individual e colectiva [18,21,22].

Vacinas: preparações biológicas, derivadas dos constituintes ou produtos de bactérias ou vírus completos, cuja capacidade de produzir a doença é reduzida ou removida por vários processos, mantendo a capacidade de induzir uma resposta imunitária protetora. Isto torna-as capazes de prevenir o aparecimento da doença ou atenuar as suas manifestações clínicas [21].

Existem vacinas tanto para uso humano como para uso animal. Neste trabalho, abordaremos as características das vacinas destinadas exclusivamente a uso humano. Os diferentes tipos de vacinas estão resumidos no quadro seguinte.

Quadro I: Classificação das vacinas humanas por tipo

Tipo de vacina	Definições	Doenças-alvo
Vacinas vivas atenuadas	Trata-se de vacinas produzidas a partir de um agente patogénico que foi enfraquecido.	Tuberculose, varíola, febre amarela, poliomielite oral, sarampo, papeira, rubéola, varicela, herpes zoster, gripe, rotavírus, dengue, encefalite japonesa, ébola, Covid-19.
Vacinas inertes	Estas vacinas são	Hepatite A, poliomielite injetável, gripe
	completamente	(fraccionada), raiva, encefalite transmitida por carraças,
	sem energia	Encefalite japonesa, leptospirose, cólera,
	doenças infecciosas, temos	tétano, difteria, tosse convulsa acelular,
	germe inteiro e	meningococo B, hepatite B, papilomavírus,
	subunidades.	pneumococo (23 valências), febre tifoide,
		meningococo AC e ACYW135,
		pneumococo (13 valências), meningococo C
		e ACYW135, Haemophilus influenzae tipo b,
		Covid-19

A maioria das vacinas inertes é combinada com adjuvantes. Com o advento da Covid-19, para além das tradicionais vacinas atenuadas e inertes, existem também as baseadas no ADN e no ácido ribonucleico (ARN). A vacina baseada no ARN foi desenvolvida pela Moderna Therapeutics e Inovio Pharmaceuticals' e pela MERS, (Plymouth Meeting, PA, EUA) numa nova vacina de ADN [23,24].

Adjuvante: é uma substância que aumenta a imunidade induzida contra o antigénio da vacina com o qual se combina, actuando sobre a resposta imunitária inata [21].

COVAX: é o resultado de uma colaboração global extraordinária e única, com mais de dois terços da população mundial envolvida, beneficiando da maior e mais diversificada carteira de vacinas contra a COVID-19 do mundo. Com a colaboração do Acelerador, o seu objetivo é acelerar o desenvolvimento, a produção e o acesso equitativo a testes, tratamentos e vacinas contra a COVID-19 para pôr termo à fase aguda da doença em caso de pandemia [25].

Na sequência da aprovação de vacinas contra a Covid-19, foram disponibilizadas várias vacinas aos países, nomeadamente [26].

BNT162b2 (COMIRNATY®): é uma vacina de ARN mensageiro desenvolvida pela Pfizer e pela BioNTech. É administrada por via intramuscular em duas doses, sendo que a OMS recomenda um intervalo de 21-28 dias entre as doses.

Comirnaty®: é uma vacina com 95% de eficácia contra a infeção sintomática por SARS-CoV-2 para utilização a partir dos 6 meses de idade. Doses de reforço para crianças dos 5 aos 11 anos e pessoas com 16 anos ou mais.

ChAdOx1 nCoV-19 (AZD1222, Vaxzevria®): é uma vacina desenvolvida em colaboração entre a Universidade de Oxford e a AstraZeneca. Tem uma eficácia de 76% contra a infeção sintomática pelo SARS-CoV-2. É administrada por via intramuscular em duas doses, com um intervalo de 8 a 12 semanas.

Vacina Johnson & Johnson (Ad26.COV2-S, COVID-19 Vaccine Janssen): é uma vacina de vetor viral não replicativo eficaz em pessoas com doenças associadas a um risco mais elevado de doença grave. É administrada numa dose única intramuscular. A OMS recomenda uma segunda dose de reforço para pessoas imunocomprometidas com idade igual ou superior a 18 anos, a fim de aumentar a proteção o mais rapidamente possível.

mRNA-1273 (Spikevax®, COVID-19 Vaccine Moderna): é uma vacina de ARN mensageiro co-desenvolvida pelo laboratório Moderna e as vacinas do NIAID, Spikevax®, que é 94,1% eficaz após a segunda dose.

BBIBP-Cor26: é uma vacina desenvolvida pela Sinopharm que é administrada em duas doses por injeção intramuscular, com intervalos de três a quatro semanas.

Sputnik V Sputnik V: é uma vacina de vetor viral não replicativo desenvolvida pelo instituto russo Gamaleya. A sua eficácia é de 91,6% [26].

Sistema de serviços de saúde: o sistema de serviços de saúde é o conjunto de acções destinadas a cobrir uma série de problemas de saúde ou sociais específicos, desde serviços preventivos a paliativos, incluindo serviços de diagnóstico e curativos. Inclui as funções dos cuidados de saúde pública (vigilância, proteção e promoção da saúde, prevenção de doenças, avaliação dos sistemas de prestação de cuidados de saúde, desenvolvimento de competências em matéria de saúde pública), mas não a responsabilidade global, que afecta as condições sociais, económicas, culturais e demográficas [27]. A figura abaixo mostra a organização global do sistema de saúde.

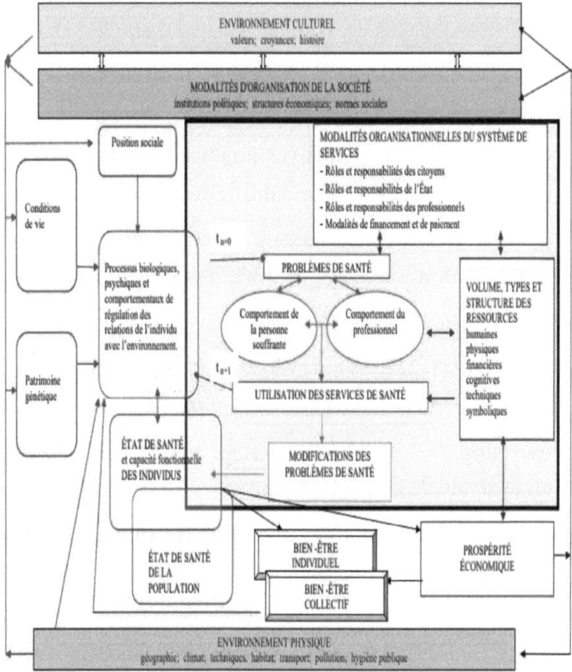

Figura 2: Uma visão global do sistema de saúde (Fonte: EGIPSS. 2005)

Cuidados de saúde primários: os cuidados de saúde primários são cuidados básicos de saúde universalmente acessíveis a todos os indivíduos e famílias de uma comunidade, através de meios aceitáveis para eles, com a sua plena participação e a um custo acessível à comunidade e à nação. Os cuidados de saúde primários visam combater os principais problemas de saúde da comunidade e assumem várias formas: acções promocionais, preventivas, curativas e de reabilitação [28].

Planeamento: é um processo dinâmico, através do qual uma organização define os seus objectivos e o ciclo é repetido em intervalos periódicos para ter em conta novos desenvolvimentos [29]. Ver abaixo um modelo esquemático de um ciclo de planeamento estratégico.

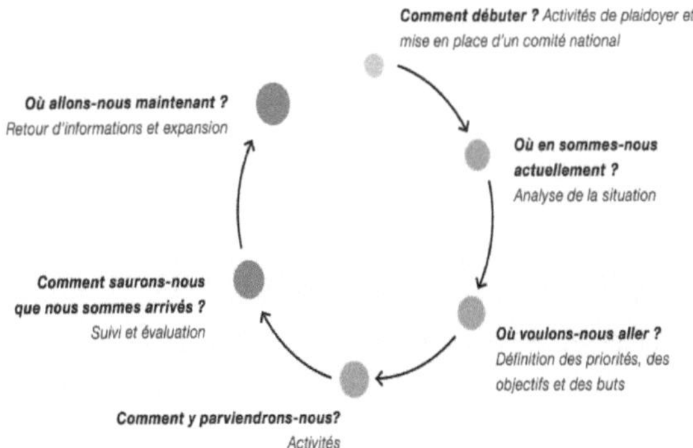

Figura 3: Apresentação esquemática do ciclo de planeamento e implementação de uma estratégia (Fonte: Manual da OMS para o planeamento e monitorização de estratégias nacionais)

Avaliação: uma apreciação sistemática e objetiva de um projeto ou política em curso ou concluído, da sua conceção, execução e resultados. A sua finalidade é determinar a pertinência e a realização dos objectivos, a eficiência, a eficácia, o impacto e a sustentabilidade do desenvolvimento [30]. Os objectivos da avaliação podem ser formais ou informais. Neste estudo, procederemos a uma avaliação formal, tal como descrito no quadro seguinte.

Quadro II: Diferentes objectivos da avaliação de programas/projectos

Objetivo estratégico	Objetivo formativo	Objetivo sumativo	Objetivo fundamental
Ajudar a planear e a desenvolver uma intervenção.	Fornecimento informações para melhorar uma intervenção ao longo do percurso.	Determinar os efeitos de uma intervenção a fim de decidir se esta deve ser mantida, substancialmente modificada ou interrompida.	Contribuir para o avanço do conhecimento e do desenvolvimento teórico.

Em geral, quando são introduzidas novas vacinas, estes 4 objectivos (estratégico, formativo, sumativo e fundamental) são todos utilizados [31].

Desempenho dos sistemas de serviços de saúde: o desempenho dos sistemas de saúde é definido de acordo com vários modelos, mas, segundo a OMS, o desempenho de um sistema de serviços de saúde é a obtenção dos melhores resultados possíveis do sistema, tendo em conta os recursos disponíveis [32].

2.2 Avaliação dos programas de vacinação

A avaliação dos programas de imunização é muito importante para mostrar os progressos e os desafios da implementação das intervenções, incluindo a continuidade do serviço. Foram efectuados vários estudos neste contexto, tais como :

P. Gaudelus et al., no seu estudo sobre a simplificação do calendário de imunização 2 anos após a sua introdução entre as mães na Internet, constataram que os dados dos registos de imunização na posse das mães eram 3% inferiores aos dados das páginas de imunização, apesar do apoio dos profissionais de saúde e das famílias. Isto sugere que a comunicação com os beneficiários e os profissionais de saúde tem de ser intensificada para garantir uma cobertura óptima [33].

Do mesmo modo, um inquérito sobre a cobertura vacinal em Mayotte em 2010, realizado por J. Solet et al, mostrou que a cobertura vacinal era satisfatória para as vacinas obrigatórias em crianças com idades compreendidas entre os 2 e os 4 anos. Esta constatação pode dever-se, por um lado, à subestimação da cobertura vacinal e, por outro, ao grande número de vacinas utilizadas para este grupo etário [34].

Um estudo realizado por L. Sabiani sobre a avaliação da cobertura vacinal para a vacina contra o papilomavírus humano (HPV) em França, de dezembro de 2009 a abril de 2010,

14

com o objetivo de avaliar o nível de cobertura vacinal das raparigas do ensino secundário e universitário e o seu nível de educação sobre esta vacina, mostrou que apenas uma minoria do grupo-alvo tinha sido vacinada (35,4%). Para além de uma cobertura inadequada, o calendário de vacinação não foi cumprido, comprometendo assim o objetivo estabelecido com a introdução da vacina contra o HPV [35].

Na Costa do Marfim, em 2016, Yohou et al. relataram incoerências entre o planeamento e a implementação no seu estudo sobre a "avaliação pós-introdução da vacina Haemophilus influenzae tipo b no PAV". De facto, o plano de introdução elaborado a nível central não foi divulgado às regiões e aos distritos de saúde [36]. Também na Costa do Marfim, Bénie Bi Vroh et al., no seu estudo sobre a avaliação da qualidade dos dados de imunização para crianças dos 0-11 meses de idade em 2012, revelaram deficiências na exatidão dos dados da vacina pentavalente, mostrando que 23,3% dos distritos de saúde sobrestimaram os dados das unidades de vacinação [37].

Outro estudo realizado por M. Huré et al. em 2021 sobre a aceitabilidade da vacina Sars CoV-2 em mulheres grávidas mostrou que um dos factores associados à vacinação era a idade avançada, com uma idade mediana de 34 anos na população vacinada em comparação com 32 anos na população não vacinada. A população vacinada também incluía uma maioria de gestores (45,9%, 112/244), em comparação com uma predominância de mulheres empregadas na população não vacinada (39,3%, 50/127) (p < 0,01) [38].

O estudo de T. Matuvanga et al. sobre os desafios à introdução da vacina contra a Covid-19 na República Democrática do Congo em 2022 mostrou que os pedidos de financiamento das províncias estavam atrasados, o que resultou na não implementação das actividades planeadas. Por exemplo, o plano de comunicação nunca foi executado. O não cumprimento do plano de formação levou a oportunidades perdidas, que se deveram geralmente ao facto de os agentes se recusarem a abrir os frascos de vacina se o alvo não fosse importante [39].

Em 2022, o Comité Consultivo para a Vacinação e as Vacinas no Senegal (CCVS) realizou um estudo sobre a aceitabilidade das vacinas contra a COVID-19 no Senegal. O estudo revelou uma falta de informação fiável sobre a utilidade e o grau de eficácia das vacinas contra a COVID-19, o que não favorece a sua aceitabilidade. Esta baixa aceitabilidade está também associada a uma informação insuficiente sobre os efeitos secundários. Uma desigualdade na transmissão de informações a favor das zonas urbanas em relação às zonas rurais. Além disso, a rutura de existências de vacinas leva à perda de oportunidades [40].

No Senegal, a vacina contra o HPV foi introduzida a nível nacional em 2018, após uma fase-piloto em raparigas de 9 anos de idade em três distritos sanitários (DS) (Dakar Ouest, Mékhé e Khombole). Este estudo, realizado por Rebecca M. et al em 2022, relatou que o pessoal qualificado não estava permanentemente presente nos locais de vacinação, levando a um desajuste na comunicação interpessoal e a oportunidades de vacinação perdidas. Além disso, apesar da existência de um plano de comunicação para a vacina contra o papilomavírus humano (HPV), as partes interessadas foram confrontadas com crises de informação ligadas a rumores, que não conseguiram resolver devido à falta de um plano de comunicação de crise [41].

Na sequência da validação do quadro de valores pelo Grupo Consultivo Estratégico de Peritos (SAGE) da OMS para a atribuição de vacinas contra a COVID-19, realizada em 26 de agosto de 2020, os países foram orientados para a atribuição de vacinas contra a COVID-19 e para a definição das prioridades dos grupos a vacinar [42].

Os países elaboraram então os seus planos nacionais de implantação e vacinação (PNDV) contra a Covid-19 em 2021. O Senegal tomou as medidas necessárias para receber as primeiras doses de vacina a partir do primeiro trimestre de 2021 [43].

A OMS forneceu aos países uma lista de controlo para facilitar uma análise dos êxitos do processo e dos desafios nos primeiros 6 meses de distribuição da vacina contra a Covid-19 [43]. A avaliação pós-vacinação é essencial para qualquer vacina. Dado que, no caso da Covid-19, a vacina foi introduzida em condições de extrema urgência, há toda uma série de factores que contribuíram para a hesitação em vacinar, tais como informações inadequadas, os tipos de vacina, o país de fabrico, a equidade, os rumores, as crenças culturais e religiosas, etc., que poderiam ter afetado a introdução harmoniosa da vacina e o apoio público à mesma. Esta avaliação é, portanto, muito importante, uma vez que está a ser realizada numa altura em que a Covid-19 já não é uma emergência de saúde pública.

2.3 Organização administrativa e territorial do Senegal

O Senegal optou por uma política de desconcentração administrativa, com 14 regiões, 46 departamentos e 123 arrondissements. Além disso, está a aplicar uma política de descentralização progressiva e irreversível, com 599 Colectividades Territoriais (CT) (42 departamentos / CT, 557 comunas, das quais 3 cidades, que seguem os contornos do seu departamento administrativo. A figura 1 apresenta as regiões administrativas do Senegal [14].

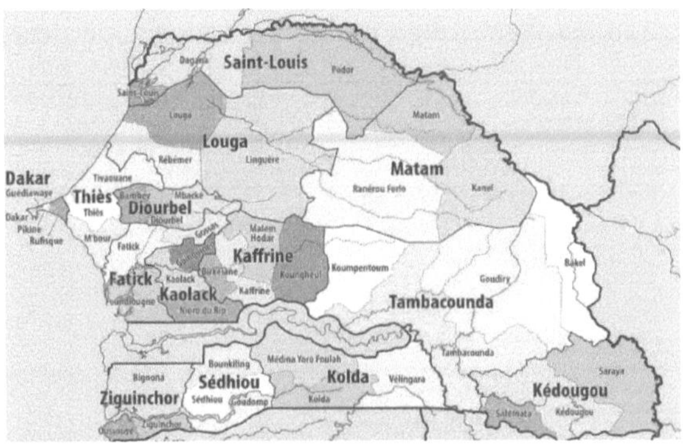

Figura 4: Mapa administrativo do Senegal em 2023 (Fonte: PNDV)

2.4 Organização do sistema de saúde no Senegal

O sistema de saúde do Senegal está organizado segundo uma estrutura piramidal de três níveis[45] :

☞ Um **nível central** que inclui o Gabinete do Ministro, o Secretariado-Geral, as Direcções-Gerais, as Direcções Nacionais, os serviços centrais anexos, os Centros Nacionais de Reinserção Social e os Estabelecimentos de Saúde Pública de nível 3,

☞ Um **nível intermédio** que inclui as Regiões Médicas, as Brigadas Regionais de Higiene (BRH), os Serviços Regionais de Ação Social (SRAS) e os Estabelecimentos de Saúde Pública de nível 2;

☞ Um **nível operacional periférico** com os Distritos Sanitários, as Sub-Brigadas de Higiene, os Serviços Departamentais de Ação Social, os Centros de Promoção e Reinserção Social (CPRS) e os Estabelecimentos de Saúde Pública de nível 1.

A figura 2 abaixo mostra a organização do sistema de saúde senegalês.

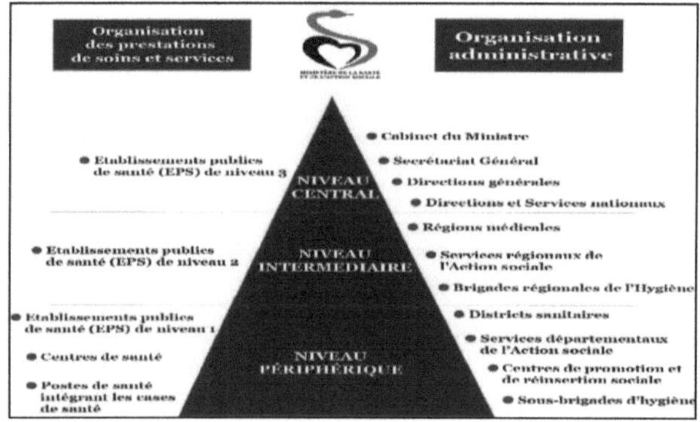

Figura 5: Organização do sistema de saúde senegalês em 2023 (Fonte: PNDV)

2.5 Direção da prevenção

A Divisão de Prevenção inclui a Divisão de Imunização, a Divisão de Prevenção e a Divisão de Prevenção. A vigilância epidemiológica e a resposta às vacinas, que por sua vez é da responsabilidade da Direção Geral da Saúde, da Divisão da Prevenção Individual e Colectiva e do Programa Nacional de Luta contra o Tabaco [45]. A figura seguinte mostra o organigrama da DP.

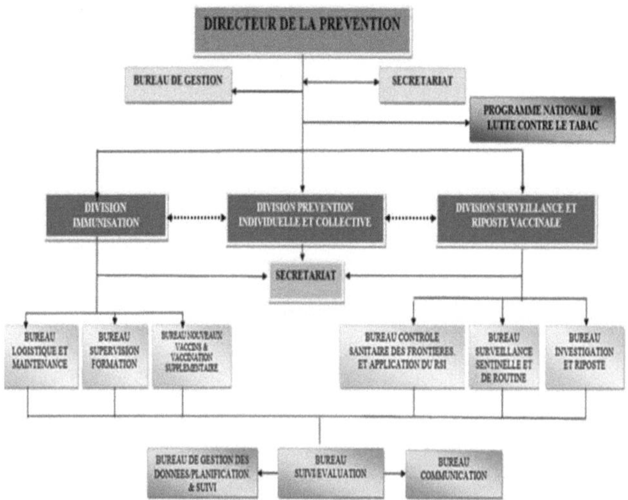

Figura 6: Organigrama do serviço de prevenção em 2023 (Fonte: relatório de análise situacional da vacinação)

O Senegal iniciou o PAV em 1979, com o objetivo de reduzir a morbilidade e a mortalidade por doenças evitáveis por vacinação. Quando foi lançado em 2004, o PAV visava 7 doenças (tuberculose, poliomielite, difteria, tétano, tosse convulsa, sarampo e febre amarela) em crianças com menos de 1 ano de idade [45]. De 2004 a 2018, foram gradualmente acrescentadas outras 7 vacinas contra as seguintes doenças (hepatite B, infecções por Haemophilus influenzae b, pneumococo, rubéola e sarampo (bivalente), diarreia por rotavírus, poliomielite com a vacina inactivada e infecções por papilomavírus humano) [46].

Através destes serviços de vacinação, o programa oferece vacinas contra doenças evitáveis por vacinação a crianças dos 0 aos 23 meses, adolescentes dos 9 anos e mulheres grávidas. Os calendários de vacinação actuais são apresentados nos quadros abaixo [45].

Quadro III: Calendário de vacinação em vigor para as crianças dos 0 aos 23 meses e para os adolescentes de 9 anos no Senegal em 2023 (Fonte: Guide gestion PEV-SE Sénégal version 2023)

VACINAS	DOENÇAS-ALVO	IDADES
HEPB ZERO	Hepatite b	Nas 24 horas seguintes ao nascimento
BCG	Tuberculose	Do nascimento aos 3 meses
VPO ZERO	Poliomielite	Desde o nascimento até ao 14º dia
PENTA1 ,VPO1, PCV13-1,ROTA-1	Difteria, tétano, tosse convulsa, hepatite b, infecções por Haemophilus influenzae tipo b, poliomielite Infecções pneumocócicas, diarreia por rotavírus	6 semanas
PENTA2 ,VPO2, PCV13-2, ROTA-		10 semanas
PENTA3 ,VPO3, PCV13-3, ROTA 3		14 semanas
RR1	Sarampo, rubéola	9 meses
VAA	Febre amarela	9 meses
RR2	Sarampo, rubéola	A partir dos 15 meses
HPV	Infeção por papilomavírus humano	A partir dos 9 anos

Quadro IV: Calendário de vacinação em vigor para as mulheres grávidas no Senegal em 2023 (Fonte: Guide gestion PEV-SE Sénégal version 2023)

DOSES	ADMINISTRAR	NÍVEL DE PROTECÇÃO	DURAÇÃO DA PROTECÇÃO
TD*1	No primeiro contacto com uma mulher em idade fértil; ou tão cedo quanto possível durante a gravidez	Nenhum	Não
TD2	Pelo menos 4 semanas após Td1	80%	3 anos
TD3	Pelo menos 6 meses após Td2	95%	5 anos
TD4	Pelo menos 1 ano após Td3	99%	10 anos
TD5	Pelo menos 1 ano após Td4	99%	Para toda a vida

*DT = Tétano Difteria

2.5.2 Desempenho do PEV

Desde 2017, o Senegal tem registado um aumento constante da cobertura administrativa da vacina contra o sarampo/rubéola para a primeira dose, de 70% para 85%, enquanto os Inquéritos Demográficos e de Saúde (IDS) mostram um declínio gradual de 88% para 61,5%. No que respeita ao Penta-3, as estimativas da OMS/UNICEF são sobreponíveis a dados administrativos para 2017 e 2020. A abordagem "reach every child" (ACE) foi alargada a todos os distritos para melhorar a cobertura da vacinação [45].

Quando se analisam os sistemas de prestação de cuidados de saúde, as questões relacionam-se frequentemente com o desempenho, a eficiência, a eficácia, a produção, a produtividade, a qualidade, o acesso, a equidade e outros conceitos [27]. Uma vez que o desempenho é difícil de definir, considerámo-lo aqui como o cumprimento dos objectivos estabelecidos pelo PAV. A tabela seguinte mostra a cobertura vacinal de acordo com fontes administrativas, estimativas do DHS e da OMS/UNICEF para o nível nacional de 2017 a 2021.

Tabela V: Cobertura vacinal para BCG, Penta 1,3 e sarampo/rubéola de 2017 a 2021 de acordo com a fonte (Cobertura administrativa, DHS e WUENIC).

ANO	BCG			Penta 1			Penta3			RR1		
	Adm	EDS	OMS/UNICEF	Adm	EDS	OMS/UNICEF	Adm	EDS	OMS/UNICEF	Adm	EDS	OMS/UNICEF
2017	93	95	99	97	97	97	93	92	93	70	88	59
2018*	83	95	94	83	96	96	81	83	92	63	86	62
2019	103	94,5	95	106	96,2	97	100	92,1	95	78	61,5	68
2020	100		95	100		93	96		91	79		69
2021*	92		87	92		87	90		85	85		75

* 2018 foi marcado por uma greve nacional dos trabalhadores do sector da saúde (retenção de dados e boicote à vacinação), o que revela estimativas de cobertura mais elevadas do que as administrativas. Em 2021, estamos a assistir a uma queda na cobertura vacinal, que pode estar relacionada com o início da pandemia de Covid-19.

3 METODOLOGIA

3.1 Tipo de estudo e período de estudo

Trata-se de um estudo retrospetivo de avaliação transversal de método misto, de fevereiro a dezembro de 2021. A recolha de dados teve lugar de 02 a 14 de julho de 2023 na região médica de Dakar (RM).

3.2 Quadro

O estudo foi efectuado na região médica de Dakar. Dakar é a capital do Senegal, com uma superfície de 550 km2 e uma população estimada de 4 146 621 habitantes em 2023, o que corresponde a uma densidade populacional de 7 349 habitantes/km2. Administrativamente, compreende 5 departamentos (Dakar, Pikine, Guédiawaye, Rufisque e Keur Massar) e 53 comunas. De acordo com a divisão de saúde, representa uma região médica (nível intermédio da pirâmide de saúde). Esta região médica compreende 12 distritos sanitários (DS), 14 estabelecimentos públicos de saúde (10 de nível 3, 1 de nível 2 e 3 de nível 1), 25 centros de saúde (CS), 129 postos de saúde (PS) e 39 cabanas de saúde [39]. Para além dos estabelecimentos públicos, temos o sector privado, como se segue [47]:

- 65 clínicas

- 218 consultórios médicos

- 159 práticas paramédicas

- 16 centros de saúde

- 20 postos de saúde

- 1 Hospital

- 439 Farmácias

- 141 Clínicas dentárias

- 52 Serviços médicos da empresa.

Abaixo encontra-se o mapa sanitário da região médica de Dakar.

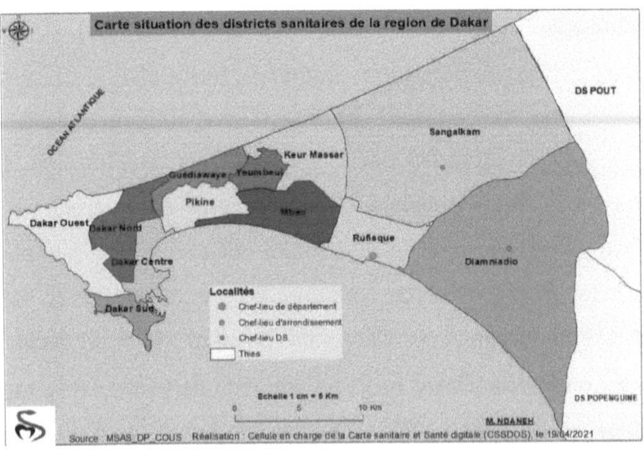

Figura 7: Mapa sanitário de Dakar em 2021 (Fonte: MSAS).

O quadro seguinte apresenta a população, a superfície e a densidade dos 5 departamentos da região médica de Dakar.

Quadro VI: Populações, superfícies e densidades em 2021 dos distritos da região médica de Dakar (Fonte: plano RM ACD).

Departamento	Distrito sanitário	População em 2021	Área em km2	Densidade habitantes/km2
DAKAR	Centro de Dakar	409384	13	29 350
	Dakar Norte	551188	22	23 034
	Dakar Oeste	265951	34	7 281
	Dakar Sul	214894	10	20 390
GUEDIAWAYE	Guédiawaye	414519	13	29 536
KEUR MASSAR	Keur Massar	294157	34	7 957
PIKINE	Mbao	431266	28	14 114
	Pikine	413279	18	21 705
	Yeumbeul	333768	13	23 619
RUFISQUE	Diamniadio	163942	169	891
	Rufisque	278193	203	2 056
	Sangalkam	175886	195	902

3.3 Estudo de população

É composto por todos os actores envolvidos na implementação do plano de implementação da vacina Covid-19, em todos os níveis da pirâmide de saúde e que cumprem os critérios de seleção para este estudo. Para o nível central, a Direção de Prevenção (DP) foi escolhida como local e foram entrevistadas 5 pessoas: o Diretor de Prevenção, o Chefe da Divisão de Imunização, o Responsável de Logística, o Responsável de Comunicação e o Chefe da Divisão de Vigilância; Para o nível intermédio, a região médica de Dakar foi escolhida para participar neste inquérito e foram entrevistadas 2 pessoas (o médico-chefe regional e o ponto focal do PAV).Para o nível periférico, os distritos sanitários (DS) de Rufisque, Keur Massar e Dakar Sul foram seleccionados de acordo com o seu desempenho (mau, médio e bom). Em cada distrito sanitário, foram inquiridas 3 pessoas (o médico chefe do distrito, o ponto focal do PAV e o gestor de dados). Para além dos distritos sanitários, foram inquiridas 3 unidades de vacinação por distrito sanitário e 3 pessoas por unidade: o chefe da unidade, o agente do PEI e o gestor de dados.

3.4 Critérios de inclusão

Todas as pessoas envolvidas na implementação do plano de vacinação contra a Covid-19 na região médica de Dakar e no departamento de prevenção foram incluídas neste estudo.

3.5 Amostragem

Para identificar os locais e as partes interessadas para este estudo, fizemos uma escolha bem ponderada com referência à ferramenta de avaliação pós-introdução da vacina Covid-19 da OMS [2]. Esta escolha permitiu-nos selecionar locais envolvidos na vacinação e pessoas responsáveis pela vacinação em todos os níveis da pirâmide da saúde, ou seja, uma amostra total de 28 pessoas a entrevistar.

3.6 Definição operacional das variáveis de interesse

As variáveis deste estudo são retiradas das diferentes áreas do PNDV :

- Preparação regulamentar: a regulamentação diz respeito à autorização de comercialização, à utilização de emergência e à libertação de lotes através da central de compras da UNICEF em Copenhaga. Em situações de emergência ou de epidemia, o Ministro da Saúde pode conceder uma derrogação a esta autorização. Saúde.

- **Planeamento e coordenação da introdução da vacina**: esta área abrange os seguintes indicadores (realização de reuniões de sensibilização com os gestores de programas e os pontos focais para as doenças crónicas, realização de reuniões regulares de sensibilização com as associações, realização de reuniões regulares das estruturas de coordenação regionais/prefectoriais, realização de reuniões com o serviço de saúde das forças armadas), para coordenar o planeamento a todos os níveis com todas as partes envolvidas.

- **Recursos humanos e financeiros**: orçamentação dos custos d e gestão do projeto vacinação contra a COVID-19.

- **Populações-alvo e estratégias de vacinação**: levantamento das populações prioritárias, identificação e análise das intervenções sanitárias com elevado potencial de execução integrada, tendo em conta o contexto e a compatibilidade das intervenções.

- **Gestão da cadeia de abastecimento e da cadeia de frio resultante das actividades de cuidados de saúde**: Reforço do armazenamento de vacinas e da cadeia de frio, planeamento da distribuição e gestão de dados.

- **Aceitação e adoção da imunização (procura)**: estratégias específicas ligadas à procura e para um acesso mais equitativo a serviços de qualidade.

- **Monitorização da segurança das vacinas, segurança das injecções, gestão de MAPI e de acontecimentos adversos graves**: detetar quaisquer acontecimentos adversos, esperados ou não, e lidar com eles.

Para medir o nível de realização dos indicadores, utilizámos três métodos:

- **realizada**: o que significa que a atividade foi totalmente executada e sancionada por um relatório ou uma ata ;

- **parcialmente concluída**: trata-se de uma atividade que foi iniciada mas ainda não foi concluída, ou que foi concluída apenas parcialmente.

decomposição das fases de execução ;

- **não realizado**: refere-se à não realização de uma atividade planeada, independentemente do motivo.

Para os dados qualitativos, utilizámos os seguintes termos.

- **Pontos fortes**: foram as impressões positivas que tiveram da atividade.

- Áreas a melhorar: trata-se dos seus sentimentos negativos em relação à implementação da atividade.

E para a classificação dos distritos, definimos o desempenho da seguinte forma:

- O bom desempenho foi definido como uma cobertura vacinal acima da média da região médica;

- desempenho médio, com cobertura igual à cobertura média de vacinação na região médica, e

- desempenho fraco, com uma cobertura vacinal inferior à média da região médica.

A vacinação completa foi definida como a receção de uma dose de Johnson & Johnson ou 2 doses de qualquer outra vacina.

3.7 Técnicas e instrumentos de recolha

Os dados foram recolhidos utilizando o guia da OMS para a avaliação pós-introdução da vacina contra a Covid-19 (cPIE), edição de 2021, adaptado ao contexto do país. A ferramenta de avaliação pós-introdução da Covid-19 (cPIE) foi concebida para fornecer um método sistemático de avaliação de um programa de vacinação, utilizando entrevistas estruturadas a nível nacional, subnacional e das unidades de saúde, e com grupos-alvo específicos na comunidade. É também complementada por observações sistemáticas das sessões de vacinação e dos locais de armazenamento das vacinas. Esta ferramenta baseia-se nas publicações "Post-introduction evaluation tool for new vaccines (PIE)1 e "Post-introduction evaluation of influenza vaccine "2 [48].

Os objectivos de uma CPIE são os seguintes

✓ destacar as actividades de implantação que correram bem e que devem ser mantidas ;
✓ identificar problemas que exijam medidas correctivas ;

✓ destacar os ensinamentos retirados da implantação da vacina contra a Covid-19 para reforçar o sistema e os serviços nacionais globais de imunização, em especial para os profissionais de saúde, os idosos, os trabalhadores essenciais e as pessoas com co-morbilidades;

✓ Fazer recomendações para melhorar a distribuição das vacinas contra a Covid-19, nomeadamente em termos de vacinação de grupos-alvo progressivos e de estratégias de vacinação de reforço;

✓ fornecer as lições aprendidas noutros países para as suas próprias implementações de vacinas

contra a Covid-19 e para a futura disponibilização de vacinas em caso de pandemia.

Este formulário foi introduzido num ficheiro Excel, que foi utilizado como instrumento de recolha de dados.

3.8 Fontes de dados

O estudo baseou-se em entrevistas individuais semi-directivas e na consulta dos seguintes documentos:

- Plano de distribuição da vacina contra a COVID-19, directrizes de vacinação contra a COVID-19 sobre produtos vacinais;
- o microplano (RM, SD e unidade de vacinação) ;
- relatórios de actividades (relatório de formação, base de dados, actas de reuniões, relatório de supervisão, cartazes ou folhetos, relatório de vacinação; diretiva de gestão MAPI, formulário de declaração MAPI);
- Foram realizadas entrevistas individuais semi-estruturadas com as pessoas envolvidas na formulação e/ou implementação do plano de distribuição da vacina contra a Covid-19 em todos os níveis da pirâmide sanitária (central, regional, distrital e unidade sanitária).

3.9 Processamento e análise de dados

Os dados recolhidos foram introduzidos numa máscara de dados Excel e limpos através da eliminação de duplicados, outliers e dados em falta. A base de dados foi depois importada para o Epi Info 7.2.5.0 para análise, o que nos permitiu calcular frequências para as várias componentes do PNDV. Os dados qualitativos foram recolhidos de acordo com as diferentes áreas do plano, permitindo completar os aspectos não cobertos pelos dados quantitativos. Estes dados foram recolhidos em todos os locais. Em cada nível, o responsável foi entrevistado sozinho sobre a planificação, a coordenação e as finanças. O pessoal técnico (ponto focal do PAV, comunicação e monitorização) foi entrevistado em grupos de discussão. A entrevista centrou-se nos pontos fortes, áreas de melhoria e lições aprendidas para cada indicador.

3.10 Considerações éticas

Para a recolha de dados, foi feito um contacto prévio com todos os gestores antes do início do trabalho de campo. As estruturas visitadas foram informadas com duas semanas de antecedência, para que pudessem dar o seu consentimento e preparar a documentação.

4 RESULTADOS

No total, foram visitados 13 locais envolvidos na vacinação contra a Covid-19 e o questionário foi aplicado a 28 pessoas. Um local foi excluído devido à indisponibilidade de pessoal. Os locais visitados foram

- Departamento de Prevenção ;

- Região médica de Dakar,

- três distritos sanitários;

- oito unidades de vacinação.

4.1 Resumo dos principais indicadores aquando da avaliação pós-introdução das vacinas anti-Covid-19 em todos os locais (n=13)

A grelha de avaliação está estruturada por domínio, o que nos permitiu ver todas as componentes do PAV. Na tabela VII, extraímos alguns indicadores relevantes para a distribuição de vacinas para determinar o nível de implementação das actividades do PNV. Os indicadores utilizados neste quadro dizem respeito a todos os níveis avaliados em todos os sítios.

Quadro VII: Resumo dos principais indicadores do PNDV para todos os sítios visitados.

Principais indicadores	% dirigido	em parte dirigido	%não dirigido
Reuniões de sensibilização com gestores de programas e pontos focais de doenças crónicas	38	0	62
Reuniões regulares do comité diretor pelo menos uma vez por mês	54	0	46
Atualização dos microplanos para a implantação da vacinação contra a covid-19 por nível	46	31	23
Realização de actividades de vacinação de rotina contra a covid-19 utilizando as plataformas existentes do PEI	85	15	0
Formação em matéria de vacinação contra a covid-19	0	100	0
Organização de actividades locais de mobilização social específicas para a vacina contra a covid-19	62	0	38
Existência de meios de informação sobre a Covid-19 (cartazes) nos locais de vacinação	38	38	23
Existência de um procedimento para MAPIs	100	0	0
Notificação de uma MAPI para vacinação contra a covid-19 desde o início da vacinação	0	58	42
Todos os MAPIs cobertos gratuitamente pela vacinação contra a covid-19	0	0	100
Resultados médios	42	24	33

De todos os indicadores, verificámos que apenas a existência de um procedimento para as MAPI foi atingida a 100%, três indicadores foram atingidos acima dos 50% e outros três abaixo dos 50%. O resultado médio foi de 42%.

4.2 regulamentos

O quadro VIII apresenta o conjunto dos indicadores de preparação em termos de regulamentação tidos em conta no nosso estudo.

Quadro VIII: Indicadores de preparação para a regulamentação

Indicadores	% alcançada	% parcialmente atingido	%não atingido
Autorização de utilização de emergência	100%	0%	0%
Assegurar as condições de importação das vacinas aprovadas pela OMS	100%	0%	0%
Ter uma autorização de importação	100%	0%	0%
Garantir a aprovação do Mecanismo de Aprovação ou do Mecanismo de Isenção Excecional	100%	0%	0%
Tomar medidas específicas para gerir a vacina contra a Covid-19	100%	0%	0%
Resultados médios	100%	0%	0%

Todos os indicadores do domínio da preparação regulamentar foram cumpridos a 100%. Estes indicadores referiam-se apenas ao nível central, representado pelo Serviço de Prevenção com o apoio da farmácia central.

4.3 Planeamento e coordenação do lançamento das vacinas contra a Covid-19

Os indicadores de planeamento e coordenação do PNDV para os níveis intermédio e periférico estão resumidos no quadro IX abaixo.

Tabela IX: Indicadores para o planeamento e a coordenação da introdução de vacinas contra o VDN a nível intermédio e periférico.

Indicadores	Região médico	Distrito sanitário	Unidade de vacinação
	(n= 1)	(n= 3)	(n= 8)
Reuniões de sensibilização com gestores de programas e pontos focais de doenças crónicas	100%	100%	13%
Reuniões regulares dos grupos técnicos	100%	0%	62%
Reuniões de sensibilização com associações profissionais	100%	100%	63%
Atualização dos microplanos de implementação da vacinação contra a covid-19 nos Centros de Saúde	100%	67%	25%
Resultados médios	100%	63%	46%

Para todos os indicadores-chave de planificação e coordenação do PNDV, notamos um bom desempenho (100%) para todos os indicadores a nível regional. Ao nível dos distritos sanitários, a média de realização de todos os indicadores é de 63%, e entre estes indicadores temos a realização regular de reuniões dos grupos técnicos, que não foi alcançada por nenhum distrito sanitário. Da mesma forma, apenas 25% das unidades de vacinação actualizaram os seus microplanos. As acções de sensibilização com os gestores de programas e pontos focais de doenças crónicas só atingiram 13% (1/8) das unidades de vacinação.

4.4 Populações-alvo e estratégias de vacinação

O quadro seguinte apresenta os indicadores relativos às estratégias de vacinação.

Quadro X: Indicadores relativos às populações-alvo e às estratégias de vacinação.

Indicadores	Região médico	Distrito sanitário	Unidade de vacinação
	(n=1)	(n= 3)	saúde (n=8)
Realização de actividades de vacinação de rotina contra a covid-19 utilizando as plataformas existentes do PEI	100%	67%	88%
Formação em matéria de vacinação contra a covid-19	100%	100%	88%
Resultados médios	100%	84%	88%

A este nível, todos os indicadores permanecem aceitáveis, tendo a região médica atingido 100% de todos os indicadores. Ao nível dos distritos sanitários, verificamos que 67% das actividades relativas à integração das plataformas existentes para a implementação do PNVD foram realizadas. As unidades de vacinação atingiram 88% destes indicadores.

4.5 Gestão da cadeia de abastecimento e de frio

O quadro XI apresenta informações sobre a gestão da cadeia de frio e do aprovisionamento.

Tabela XI: Indicadores relativos à gestão da cadeia de abastecimento e de frio para o nível intermédio e periférico do PNV.

Indicadores	Região médico	Distrito sanitário	Unidade de vacinação
	(n=1)	(n=3)	(n= 8)
Notificação de problemas na cadeia de frio	100%	67%	25%
Notificação de rupturas de stock da vacina contra a COVID-19 no início da introdução	100%	100%	100%
Disponibilidade de vários produtos vacinais	100%	100%	100%
contra a covid-19			
Resultados médios	100%	89%	75%

Nesta área, todos os níveis da pirâmide de saúde tinham pelo menos dois produtos de vacinação. Três quartos das unidades de imunização tiveram pelo menos um problema de cadeia de frio no início da distribuição das vacinas. A região médica e os distritos sanitários comunicaram problemas de cadeia de frio de 100% e 67%, respetivamente.

4.6 Aceitação e adoção da vacinação

O quadro XII mostra como se processou a comunicação nos seguintes níveis: intermédio e periférico.

Tabela XII: Indicador de aceitação e adesão à vacinação contra o NDPV nos níveis intermédio e periférico.

Indicadores				Região médica (n= 1)	Distrito sanitário (n=3)	Unidade de vacinação (n=8)
Organização	De actividades	local	de	100%	100%	38%
mobilização social específica para a vacina contra a covid-19						
Existência de cartazes nos locais de vacinação				100%	100%	0%
Resultados médios				100%	100%	19%

Nenhum dos centros de saúde visitados tinha cartazes sobre a vacinação contra a Covid-19 ao seu nível e apenas 38% estavam a realizar actividades de mobilização social. Por outro lado, a região médica e os distritos sanitários tinham os seus planos de comunicação e cartazes informativos sobre a Covid-19.

4.7 Monitorização da segurança da vacina, gestão de MAPI e reacções adversas graves

A base fundamental da prevenção e do controlo é a vigilância, e o quadro seguinte resume a situação dos indicadores do PNDV no Senegal.

Quadro XIII: Indicadores de monitorização da segurança das vacinas, gestão das MAPI de nível intermédio e periférico do PNV.

Indicadores	Região médico	Distrito sanitário	Unidade de vacinação
	(n=1)	(n= 3)	(n=8)
Existência de um procedimento para MAPIs	100%	100%	88%
Notificação de pelo menos uma MAPI para a vacinação contra a covid-19 desde o início da vacinação	0%	100%	63%
Suporte gratuito para todas as MAPIs para vacinação contra a covid-19	0%	0%	0%
Realização total	33%	67%	50%

Com exceção da existência de um procedimento IPD, que é de 100% ao nível da região médica e dos distritos de saúde, os outros indicadores neste domínio não são apreciáveis. A região médica não recebeu dos distritos qualquer notificação de casos de PAMI, quer de menor quer de maior gravidade. Os distritos sanitários e as unidades de imunização que notificaram pelo menos um caso de DMI também não geriram nenhum caso.

4.8 Análise de dados qualitativos de entrevistas com profissionais de saúde

A entrevista centrou-se nos pontos fortes, nas áreas a melhorar e nas lições aprendidas relativamente a cada indicador. É de notar que 47% dos inquiridos não tinham nada a dizer sobre estes aspectos. Assim, tivemos em conta as ideias mais mencionadas pelos inquiridos, que resumimos no quadro seguinte.

Quadro XIV: Principais informações qualitativas obtidas a partir de entrevistas c o m profissionais de saúde nos 13 locais incluídos, por domínio.

Destaques	Áreas a melhorar
Planeamento e coordenação da introdução de vacinas	
Consultas regulares com o CNGE, CCVS e DGP. Compra das primeiras doses pelo Estado (200.000 doses), o que permitiu a vacinação antes do lançamento do COVAX. Existência de pontos focais EPI/ES em cada distrito. Existência de plataformas de associação dos profissionais de saúde. Abordagem multi-setorial para sensibilizar os grupos-alvo. Apoio do exército para a vacinação dos alvos prioritários. Participação dos agentes comunitários Envolvimento dos representantes eleitos locais na sensibilização.	Não se realizaram reuniões de grupos técnicos a nível dos SD. Atraso na criação de fundos para a vacinação contra a covid-19. Não há reunião no início da covid-19 em nenhum nível. Elevada carga de trabalho para a equipa Gestores de SD e vacinadores.
Recursos financeiros	
Colaboração entre os actores envolvidos (gabinete do Ministro da Saúde, Direção da Administração Geral e do Equipamento, DP, Direção do Controlo das Doenças, Sobrevivência Infantil, RM e DS) durante 2 semanas para estimativas de custos. Existência de um decreto para simplificar os procedimentos de desembolso. Criação de uma "força covid-19" para execução das actividades relacionadas com a covid-19. Apoio técnico e financeiro de parceiros internacionais. Envolvimento dos CDSs no implementação das actividades do NDPV.	Atrasos administrativos nos desembolsos, que demoraram em média duas semanas. Nenhuma linha para "motivação "agentes comunitários de saúde.

Quadro XV continuação: Principais informações qualitativas obtidas a partir de entrevistas com profissionais de saúde nos 13 locais incluídos, por área.

Destaques	Áreas a melhorar
Populações-alvo e estratégias de vacinação	
Utilização dos mesmos recursos humanos para a vacinação. Existência de uma plataforma em linha para identificar os idosos que vivem com co-morbilidades. Integração das actividades relacionadas com a covid-19 no plano de DAC do SD.	A não consideração do pessoal de apoio aquando da identificação do alvo prioritário (profissionais de saúde). Formação no local de trabalho dos profissionais de saúde para a introdução de vacinas contra a covid-19 (ausência de cópias impressas e listas de controlo). Fraude etária (pessoas que afirmam ter 60 anos ou mais) para obter a vacinação. Retenção de informações sobre dados relativos à Covid-19 a nível central, por receio de revolta.
Assegurar a gestão da cadeia de abastecimento e a gestão da cadeia de frio resultantes de actividades de cuidados	
Coincidindo com o CCEOP1, facilita a substituição das cadeias de frio que se avariaram. Existência de um plano de recolha de resíduos a todos os níveis.	Datas de validade próximas das das vacinas utilizadas. Falha da vacina no início da vacinação a todos os níveis. Os novos chefes de turno não estão familiarizados com a ferramenta de encomenda de vacinas (Logistimo).
Aceitação e adoção da vacinação (pedido)	
Existência de um Rumores RM. Testemunhos de doentes de Covid-19 nos meios de comunicação social (televisão), para confirmar a existência da doença e a necessidade de uma cura a importância de ser vacinado.	Representantes não envolvidos na elaboração do plano de comunicação a nível das autarquias locais. Falta de folhetos para a comunicação interpessoal.
Monitorizar a segurança da vacina, gerir os MAPI e os efeitos indesejados graves	
Utilização do mesmo sistema de notificação que para outros antigénios. Existência de folhas de notificação MAPI.	Baixa notificação de casos de MAPI Os beneficiários pagam a MAPI.

4.9 Lições

A pandemia de Covid-19 foi uma experiência global sem precedentes que deixou muitas lições importantes a serem aprendidas em todo o mundo. No caso do Senegal, temos as lições abaixo:

- motivar os agentes comunitários, envolvendo-os noutras actividades remuneradas,

- existência de um registo eletrónico para identificar o objetivo prioritário.

- compra das primeiras doses pelo Estado,

- existência de uma lei derrogatória para facilitar o desembolso de fundos a nível de

o Serviço de Administração Geral e Equipamento,

- utilização dos locais habituais do PEI para a vacinação contra a Covid-19,

- campanhas de vacinação porta-a-porta para doentes acamados,

- redistribuição de um frigorífico em funcionamento de uma zona de baixo alvo para uma
zona de alto alvo com um frigorífico avariado,

- sensibilização da comunidade para a substituição de antigénios.

5 ANÁLISE E DEBATES

A implementação das vacinas contra a Covid-19 teve lugar num contexto especial. Passaram 30 meses desde a introdução desta vacina no Senegal, mas não foi efectuada qualquer avaliação. Esta foi a razão do nosso estudo, cujo principal objetivo era avaliar a implantação das vacinas contra a Covid-19 no PEI de rotina no Senegal, a fim de responder a questões sobre o desempenho desta implantação e orientar futuras políticas e estratégias de vacinação. É importante lembrar que o Senegal foi um dos primeiros países a introduzir as vacinas contra a Covid-19 no PEI de rotina antes das orientações da OMS. Esta introdução foi precedida de uma revisão intra-ação, cujos objectivos eram documentar as lições aprendidas e gerar pontos de ação para implementação imediata ao preparar as fases subsequentes da distribuição da vacina. Foi necessária uma avaliação pós-implantação das vacinas contra a Covid-19 após dois anos para medir o nível de cumprimento dos indicadores do PNV. Neste estudo, avaliámos o primeiro NDPV, que decorre de fevereiro de 2021 a dezembro de 2022, com o desenvolvimento de um plano de recuperação em agosto de 2022.

5.1 regulamentos

Este domínio diz respeito apenas ao nível central e foi completado a 100% (Tab. VIII). Isto pode ser explicado pelo facto de no Senegal o CCVS ser funcional e dinâmico. Além disso, o Comité Nacional de Gestão das Epidemias (CNGE), criado em 2016, foi reativado logo que a pandemia foi anunciada. O CCVS reuniu-se em janeiro de 2021 para uma revisão sistemática dos critérios de imunogenicidade, segurança, tolerância, eficácia, conservação e armazenamento, utilizando uma ferramenta de planeamento (Logistic Planning Tool), custo e aprovação pelas autoridades reguladoras internacionais e nacionais [15]. Esta revisão permitiu ao CCVS dar o seu parecer sobre a implantação de vacinas contra a Covid-19 no país. Recomendou a realização de um inquérito sobre a aceitabilidade da vacinação contra a Covid-19 o mais rapidamente possível, para que possa ser elaborado e implementado um plano de comunicação e formação baseado em provas. M. Donadel et al, na sua revisão sistemática, 2010-2020, sobre a tomada de decisões a nível nacional para a introdução de novas vacinas, salientaram que a apropriação nacional dos programas de imunização é um fator facilitador do desenvolvimento de políticas de introdução de vacinas [49]. Do mesmo modo, N. Ngcoba e N. Cameron mostraram que a existência de um Grupo Consultivo Nacional para a Imunização (NAGI ou NAGEI) permitiu a introdução de novas vacinas bem sucedidas em todos os países, particularmente nos países em desenvolvimento, no seu estudo sobre o processo de tomada de decisões para a introdução de novas vacinas na África do Sul [50].

5.2 Planeamento e coordenação da introdução de vacinas

A principal função do planeamento em saúde é a gestão dos sistemas de saúde. É considerado um evento de grande importância para os gestores e técnicos de saúde, que exige muito tempo e recursos. Mas, atualmente, assistimos à influência de muitos parceiros no processo de elaboração dos planos nacionais, o que torna a eficiência questionável. Estes documentos são elaborados com grandes custos e com pouco acompanhamento [27].

A avaliação da implementação do planeamento e coordenação da introdução das vacinas contra a Covid-19 na RM, nos DH e nas unidades de imunização revelou pontuações diferentes, variando entre 50% para os DH e 100% para a RM. Este resultado corrobora o de Yohou et al. em 2016, no seu estudo sobre a "avaliação pós-introdução da vacina Haemophilus influenzae tipo b no PEI", que mostrou que o planeamento e a coordenação desta introdução tinham sido realizados sem quaisquer problemas em 67% a nível regional, 100% a nível distrital e 92% a nível das unidades de saúde [36]. A baixa taxa de planeamento e coordenação observada a nível distrital no nosso estudo deveu-se ao facto de não terem sido realizadas reuniões de grupos técnicos, devido à grande carga de trabalho associada à pandemia. As reuniões de sensibilização com os gestores do programa e os pontos focais para as doenças crónicas nos locais de vacinação (13%) apenas se realizaram nos hospitais. As restantes foram geridas pelo SD em exercício. É importante notar que o sucesso de uma introdução dependeu fortemente do seu microplaneamento a nível operacional, ou seja, a nível da unidade de imunização. Este microplaneamento só foi efectuado em 25% dos locais, devido ao seu carácter de emergência (medidas de barreira, distanciamento, etc.).

5.3 Populações-alvo e estratégias de vacinação

Os resultados neste domínio foram geralmente satisfatórios, variando entre 67% ao nível dos distritos sanitários e 100% ao nível regional. A vacinação contra a Covid-19 foi integrada no PAV de rotina em todos os níveis da pirâmide sanitária ao mesmo tempo. Ao contrário do que aconteceu na República Democrática do Congo, esta medida foi tomada gradualmente, começando pelas províncias mais afectadas com base nas taxas de doença, no risco de propagação e na disponibilidade para distribuir vacinas[51].

O Senegal utilizou o mesmo pessoal de vacinação de rotina para a vacinação contra a Covid-19 logo que as primeiras doses de vacina ficaram disponíveis. E as orientações para a identificação dos alvos foram seguidas à risca em todos os casos (100%) desde o início, embora os gestores tenham sido obrigados a acrescentar o pessoal de apoio (guardas, motoristas, higienistas) à lista do pessoal de saúde. Além disso, foi criada uma lista eletrónica numa plataforma do Ministério da Saúde e da Ação Social (MSAS) para identificar as pessoas idosas (com 55 anos ou mais) e as pessoas com co-morbilidade(s), designadas como prioritárias para a vacinação. Este facto pode ser explicado pela integração urgente destas vacinas a todos os níveis. De acordo com a OMS, a falta de formação dos vacinadores é um dos factores que atrasa a distribuição das vacinas [43]. No Gana e na Costa do Marfim, por exemplo, onde a formação foi efectuada antes da obtenção das vacinas da iniciativa COVAX, a distribuição das vacinas contra a COVID-19 foi um sucesso [13].

De acordo com os profissionais de saúde, a utilização dos mesmos recursos humanos facilitou a aceitação por parte da população-alvo. Esta adesão deveria materializar-se numa boa cobertura vacinal, mas a retenção de dados (greve do pessoal a nível periférico) não nos permitiu fazer esta observação.

5.4 Gestão da cadeia de abastecimento e de frio

A implantação de vacinas contra a Covid-19 coincidiu com a implementação da plataforma de otimização da cadeia de frio (CCEOP) financiada pela GAVI [52]. Esta atividade permitiu reforçar a cadeia de frio a nível periférico, o que explica o baixo nível de notificação de problemas da cadeia de frio em apenas 25% das unidades de imunização inquiridas. No entanto, estes problemas poderiam ter sido ainda menos frequentes se a elaboração do plano nacional de logística para a vacinação contra a covid-19 não tivesse sido atrasada, com implementação 12 meses após a implantação. Estes resultados mostram que houve disfunções na cadeia de frio a nível operacional. Os níveis regional e central não comunicaram quaisquer dificuldades relacionadas com a cadeia de frio, o mesmo se aplicando à rutura de existências da vacina contra a COVID-19 no início da introdução, que foi comunicada a todos os níveis. Estas rupturas de existências podem ser explicadas, em primeiro lugar, por uma falta de controlo sobre o alvo (a população prioritária a vacinar) devido à falta de microplaneamento a nível de base e, em segundo lugar, pela vacinação de alvos não prioritários. De acordo com Th. Baldé et al, num estudo sobre a transição da resposta à Covid-19 na Região Africana da OMS em 2022, a África tem sido vítima de desigualdade na distribuição das vacinas, o que levou a uma baixa cobertura vacinal [53].

Browne et al, no seu estudo sobre a avaliação da nova política de planeamento familiar gratuito no Burkina Faso em 2022, constataram que a escassez de insumos se devia à elevada procura de serviços devido ao serviço gratuito. Esta escassez poderia ser a causa da relutância por parte dos beneficiários [54].

5.5 Aceitação e adoção da vacinação

O nosso estudo mostrou que os níveis central, regional e distrital tinham elaborado planos de comunicação para a distribuição das vacinas contra a COVID-19. No entanto, como mencionámos anteriormente, estes planos não tinham em conta as características específicas dos locais de vacinação. A mobilização social foi gerida por todos os DHs inquiridos, mas apenas 38% das unidades de imunização organizaram sessões de imunização nas suas localidades com o apoio do Comité de Desenvolvimento da Saúde (CDS), e não foram encontrados cartazes nos locais de imunização visitados.Os nossos resultados corroboram os do estudo de 2016 de S. Yohou et al, na Costa do Marfim, sobre a "avaliação pós-introdução da vacina Haemophilus influenzae tipo b no PEI", que mostrou que não tinham sido realizadas quaisquer actividades do plano de comunicação nos locais de vacinação[36].Ao contrário do estudo de M. Waston et al, em 2022, sobre os desafios da introdução da vacina contra a COVID-19 na República Democrática do Congo, o plano de comunicação não foi implementado a nenhum nível devido à falta de financiamento [55]. C. Wiysonge et al., no seu estudo sobre a hesitação em vacinar na era da COVID-19, em 2021, sugeriram que, antes da introdução de qualquer nova vacina, as autoridades devem realizar estudos antropológicos para desenvolver estratégias adequadas para aumentar a confiança na vacinação, uma vez que a hesitação pode ser específica da vacina [56,57]. Issa. W, no seu estudo sobre os desafios da eficiência no planeamento dos sistemas de saúde na África Ocidental em 2018, diz-nos que em alguns países como o Níger, apesar de um sistema de planeamento central, os planos de desenvolvimento da saúde são elaborados pelas comunidades locais. Esta descentralização facilita o acompanhamento atempado dos indicadores [58].

5.6 Monitorização da segurança das vacinas, segurança das injecções, gestão das MAPI e acontecimentos adversos graves

O nosso estudo mostra que existe um procedimento de gestão das DPI a todos os níveis da pirâmide sanitária, embora em alguns locais de vacinação não tenhamos conseguido aceder aos documentos devido à reafectação do pessoal de saúde. No que diz respeito à notificação de DPI, o MR informou-nos que na sua zona não tinha sido notificado nenhum caso de DPI, uma vez que apenas os casos graves de DPI tinham de ser notificados a montante da cadeia de comando. O mesmo se aplica aos distritos e aos locais de vacinação. Por outro lado, a nível periférico, constatámos a existência de fichas de notificação de DIP menores em todos os distritos sanitários e em 63% dos locais de vacinação. Os poucos casos de DIP notificados pelos profissionais de saúde foram geridos pelos beneficiários. A nível central, pudemos verificar que não havia fundos para este fim destinados aos locais de vacinação.

O estudo multicêntrico efectuado no Burkina Faso e no Mali pelo CDC em 2012, sobre a avaliação da vigilância da meningite antes da introdução da vacina conjugada meningocócica do serogrupo A, mostrou que, apesar da existência de procedimentos para monitorizar a meningite, os casos notificados a nível local não chegavam ao nível central para uma tomada de decisão adequada [59]. Dada a aceleração dos procedimentos de autorização baseados em resultados, a vigilância das MAPI continua a ser a pedra angular do controlo da segurança destas vacinas [60]. Em 2021, no âmbito da implantação da vacina contra a COVID-19 em África, a OMS assinalou a inadequação de muitos países africanos na monitorização dos eventos adversos após a vacinação [43].

6 LIMITES

O nosso estudo teve lugar depois de a OMS ter declarado o fim da emergência pandémica da Covid-19 em maio de 2023, na décima quinta reunião do Comité de Emergência do Regulamento Sanitário Internacional (2005) sobre a Pandemia de Coronavírus 2019 [61]. Esta declaração reduziu a utilização dos serviços. Além disso, o pessoal da linha da frente estava a reter dados, com o sindicato dos trabalhadores a ordenar ao pessoal que não divulgasse dados administrativos até ter ganho o seu caso (aumento de salário). Esta retenção de dados impediu-nos de comparar a cobertura dos diferentes sítios visitados. Além disso, esta avaliação, que deveria ter sido efectuada entre 6 e 18 meses após a introdução da vacinação anti-Covid-19 no país, só foi realizada no âmbito do nosso estudo após 30 meses numa única região do Senegal, que não é representativa de todo o país.

7 CONCLUSÃO

A avaliação pós-introdução das vacinas contra a Covid-19 é uma recomendação da OMS que permite aos Ministérios da Saúde destacar as actividades de implementação que correram bem e que devem ser mantidas, identificar os problemas que exigem medidas correctivas e destacar as lições aprendidas com a implementação da vacina contra a Covid-19 para reforçar o sistema e os serviços nacionais de imunização em geral. O nosso estudo demonstrou que a distribuição da vacina contra a COVID-19 teve efetivamente lugar em todos os níveis da pirâmide sanitária, utilizando o mesmo sistema de imunização de rotina:

- As reuniões dos grupos técnicos nos Distritos Sanitários tiveram um impacto no acompanhamento das actividades nos locais de vacinação, o que pode ajudar a corrigir deficiências;
- As actividades de mobilização social para a vacinação nos locais de vacinação podem ter várias consequências negativas nos esforços de vacinação e podem ser a razão da desinformação no nosso contexto;
- a colocação de suportes de comunicação (cartazes) nas unidades de vacinação pode deixar os alvos sem a informação de que necessitam para tomar decisões informadas sobre a sua saúde. Estes materiais desempenham um papel crucial na prestação de informações essenciais sobre os métodos de prevenção;
- a gestão da MAPI, que, se não for eficaz, pode criar uma má perceção das vacinas, com as pessoas a hesitarem em ser vacinadas por receio de desenvolverem sintomas indesejáveis sem recurso adequado.

Estas deficiências significam que a distribuição de vacinas contra a Covid-19 não permitiu alcançar os indicadores dos vários aspectos programáticos do plano nacional de distribuição de vacinas. Um estudo a nível nacional envolvendo beneficiários poderia identificar melhor as vantagens e desvantagens da distribuição de vacinas utilizando a nossa abordagem.

8   RECOMENDAÇÕES

A avaliação dos planos estratégicos é uma avaliação sistemática e objetiva de um projeto. A OMS recomenda uma avaliação pós-introdução 6 a 18 meses após a introdução inicial de uma vacina contra a Covid-19, para responder a perguntas sobre o impacto da vacina na saúde do paciente.desempenho para orientar futuras políticas e estratégias de implementação. vacinação [17,18]. No final do nosso estudo, tendo em conta todos os resultados, sugerimos :

- Departamento de Administração Geral e Equipamento: colocar os fundos à disposição das entidades responsáveis pela execução das actividades;

- o serviço de prevenção: para a distribuição de novas vacinas, para a realização de reuniões específicas de acompanhamento e para a concessão de incentivos aos funcionários comunitários. O mesmo se aplica ao tratamento gratuito da MAPI.

- Distritos sanitários: organizar seminários de microplaneamento a partir dos centros/postos de saúde até aos distritos sanitários, com a participação dos líderes comunitários e religiosos. E organizar acções de formação com distribuição de material didático;

- parceiros técnicos e financeiros: para evitar a compra de vacinas com prazo de validade a terminar.

9 REFERÊNCIAS

1. Migliani R. A pandemia de Covid-19, especificidades em África. Hérodote. 2021;183(4):85-97.

2. Patel MK, Bergeri I, Bresee JS, Cowling BJ, Crowcroft NS, Fahmy K, et al. Avaliação da eficácia da vacina contra a COVID-19 pós-introdução: Resumo das orientações provisórias da Organização Mundial de Saúde. Vaccine. 5 Jul 2021;39(30):4013-24.

3. Eboko F, Schlimmer S. COVID-19: África enfrenta uma crise global. Política Externa. 2020;Hiver(4):123-34.

4. Painel de controlo do coronavírus (COVID-19) da OMS [Internet]. [citado 30 dez 2022]. Disponível em: https://covid19.who.int

5. Sharif N, Alzahrani KJ, Ahmed SN, Dey SK. Eficácia, Imunogenicidade e Segurança da COVID-
19 Vacinas: A Systematic Review and Meta-Analysis. Front Immunol. 11 Oct 2021;12:714170.

6. Desai AD, Lavelle M, Boursiquot BC, Wan EY. Complicações de longo prazo do COVID-19. Am J Physiol Cell Physiol. 1 de janeiro de 2022;322(1):C1-11.

7. Boespflug M, McLaughlin C, Pelletier P. Mieux connaitre les populations pour une communication de crise efficiente - Le cas de la pandémie de COVID-19.

8. Ibrahim NK. Vigilância epidemiológica para o controlo da pandemia de Covid-19: tipos, desafios e implicações. Jornal de Infeção e Saúde Pública. 1 Nov 2020;13(11):1630-8.

9. MacDonald NE, Comeau JL, Dubé È, Bucci LM. COVID-19 e imunizações de rotina perdidas: projetando para uma recuperação eficaz no Canadá. Can J Public Health. agosto de 2020;111(4):469-72.

10. Instalação COVAX [Internet]. [citado 6 set 2023]. Disponível em: https://www.gavi.org/covax- facility

11. Polónia GA. Tartarugas, lebres e vacinas: Uma nota de precaução para o desenvolvimento da vacina contra o SARS-CoV-2. Vaccine. 2 de junho de

2020;38(27):4219-20.

12. Zipursky JS, Greenberg RA, Maxwell C, Bogler T. Pregnancy, breastfeeding and the SARS-CoV-2 vaccine: an ethical framework for shared decision-making. CMAJ. 17 de maio de 2021;193(20):E750-2.

13. O Gana partilha com a Costa do Marfim a sua história de sucesso na implementação da vacina contra a COVID-19 [Internet]. Escritório Regional da OMS para África. 2023 [citado 14 de agosto de 2023]. Disponível em: https://www.afro.who.int/news/ghana-shares-success-story-covid-19-vaccine-rollout- cote-divoire

14. Ministério da Saúde e da Ação Social. Plan de déploiement vaccin covid.docx [Internet]. Google Docs. 2021 [citado em 12 de março de 2023]. Disponível em: https://docs.google.com/document/d/1DQ1hiIQ4pMlaZDYIFpEeNeesFxsrM7fa/edit?usp =drive_web&ouid=101069346929064625995&rtpof=true&usp=embed_facebook

15. Comité Consultivo para a Vacinação no Senegal (CCVS). Recomendações do CCVS para a introdução de uma vacina contra o coronavírus (sars-cov2) responsável pela infeção por covid-19. 2021.

16. Departamento de Prevenção. RELATÓRIO DA REVISÃO INTRA-ACÇÃO (IAR) SOBRE A VACINAÇÃO CONTRA A COVID-1. 2021.

17. Canouï E, Launay O. História e princípios da vacinação. Revue des Maladies Respiratoires. 1 Jan 2019;36(1):74-81.

18. Dupire G, Pijpen N, Elleni V, Michel O, Said BB. Eficácia da indução de tolerância à vacina de mRNA COVID-19 Comirnaty Pfizer numa série de 7 casos de anafilaxia comprovada a PEG ou polissorbato. Annales de Dermatologie et de Vénéréologie-FMC. 2022;2(8):A60.

19. Sr. Samou DEMBÉLÉ. Covid-19: o estado atual da imunização infantil de rotina em França. comuna V do distrito de Bamako. 2022.

20. Santoni F. O Programa Alargado de Imunização: 25 anos amanhã.

21. UNICEF. Manual prático de imunização para profissionais de saúde [Internet]. 2015 [citado 14 de março de 2023]. Disponível em: https://www.sante.gov.ma/Publications/Guides-Manuals/Documents/manual%20practice%20on%20the%20vaccination%202015%20.compressed.pdf

22. Espesson-Vergeat B, Morgon P. O desafio da prevenção vacinal: vencer a resistência pessoal e não a microbiológica. Droit, Santé et Société. 2019;3(3):47-64.

23. Pauline Maisonnasse, Frédéric Martinon. A longa história das vacinas de RNA mensageiro [Internet]. 2021 [citado em 13 de junho de 2023]. Disponível em: https://www.larecherche.fr/la-longue- histoire-des-vaccins-à-arn-messager

24. Gavriatopoulou M, Ntanasis-Stathopoulos I, Korompoki E, Fotiou D, Migkou M, Tzanninis IG, et al. Estratégias de tratamento emergentes para a infeção por COVID-19. Clin Exp Med. maio de 2021;21(2):167-79.

25. COVAX explicado | Gavi, The Vaccine Alliance [Internet]. [cited 6 Sep 2023]. Disponível em: https://www.gavi.org/vaccineswork/covax-explained

26. Doença do coronavírus 2019 (COVID-19): vacinas [Internet]. [citado 11 set 2023]. Disponível em:https://www.who.int/fr/news-room/questions-and-answers/item/coronavirus-doença-(covid-19)-vacinas

27. 200509_modeleEGIPSS.pdf [Internet]. [citado 1 set 2023]. Disponível em: https://www.csbe.gouv.qc.ca/fileadmin/www/Archives/ConseilSanteBienEtre/Rapports/200509_modeleEGIPSS.pdf

28. Organização Mundial de Saúde. Alma Ata, cuidados de saúde primários. 1978.

29. Organização Mundial de Saúde. Manual para planeamento e monitorização de estratégias nacionais para cuidados auditivos [Internet]. Organização Mundial da Saúde; 2016 [citado 1 set 2023]. 39 p. Disponível em: https://apps.who.int/iris/handle/10665/208899

30. Cooperação Austríaca para o Desenvolvimento. Guide to the evaluation of projects and programmes [Internet]. 2009 [citado 15 de março de 2023]. Disponível em: https://www.oecd.org/development/evaluation/dcdndep/47069377.pdf

31. Hartz (ed.) B Astrid, François Champagne, André Pierre Contandriopoulos e Zulmira. Avaliação: conceitos e métodos: segunda edição. Les Presses de l'Université de Montréal; 2011. 429 p.

32. Organização Mundial de Saúde. Comparative analysis of health systems - The concept of health system performance: an example of an approach, the WHO study

[Internet]. [cited 1 Sep 2023]. Disponível em:
https://fad.univlorraine.fr/pluginfile.php/23862/mod_resource/content/1/co/Notion%20de%20p
erformance%20des%20systemes%20de%20sante%20Un%20exemple%20dapproche%2C%20l
et ude%20de%20lOMS.html

33. Gaudelus J, Denis F, Cohen R, Stahl JP, Pujol P, Gauthier E, et al. A simplificação
do calendário de vacinação está a ser aplicada? Avaliação 2 anos após a sua
implementação. Archives de Pédiatrie. 1 Oct 2016;23(10):1012-7.

34. Bernier A, Goaster C, Pègue-Lafeuille H, Floret D. Inquérito sobre a administração
de profilaxia com imunoglobulina após exposição a um caso de sarampo, França, 2010- 2011.
Bulletin Epidemiologique Hebdomadaire. 19 Feb 2013;

35. L.Sabiani et al E. Avaliação da cobertura vacinal da vacina anti-hpv: resultados de uma
investigação junto dos alunos e estudantes da região PACA [Internet]. EM-Consulte.
2011 [citado 20 de março de 2023]. Disponível em: https://www.em-
consulte.com/article/703518/evaluation-de-la-couverture-vaccinale-du-vaccin-an

36. Yohou KS, Lépri-Aka N, Noufe S, Douba A, Assi Assi B, Dagnan NS. Avaliação da
introdução da vacina contra o haemophilus influenzae na Costa do Marfim. Santé
Publique. 2016;28(5):655-64.

37. Dénic Bi Vroh J, Noufé S, Tiembre I, Bogui TY, Lepri NA, Yohou KS, et al.
Qualidade dos dados de vacinação em crianças dos 0 aos 11 meses de idade na Costa do
Marfim. Santé Publique. 2015;27(2):257-64.

38. Huré M, Peyronnet V, Sibiude J, Cazenave MG, Anselem O, Luton D, et al.
Aceitabilidade da vacina Sars CoV-2 em mulheres grávidas, um inquérito por questionário
transversal. Ginecologia, Obstetrícia, Fertilidade e Senologia. Nov 2022;50(11):712.

39. Zola Matuvanga T, Doshi RH, Muya A, Cikomola A, Milabyo A, Nasaka P, et al.
Desafios à introdução da vacina contra a COVID-19 na República Democrática do Congo
- um comentário. Hum Vaccin Immunother. 30 Nov 2022;18(6):2127272.

40. Comité Consultivo para a Vacinação no Senegal (CCVS).
Aceitabilidade das vacinas contra a COVID-19 no Senegal. 2022 março.

41. Casey RM, Adrien N, Badiane O, Diallo A, Loko Roka J, Brennan T, et al. Introdução
nacional da vacinação contra o HPV no Senegal-Sucessos, desafios e lições aprendidas.

Vacina. 31 de março de 2022;40 Suppl 1:A10-6.

42. Organização Mundial da Saúde. Quadro de valores SAGE da OMS para a atribuição de vacinas contra a COVID-19 e a priorização de grupos para vacinação [Internet].2020 Sept. Disponível em: https://apps.who.int/iris/bitstream/handle/10665/336541/WHO-2019-nCoV- SAGE_Framework-Allocation_and_prioritization-2020.1-fre.pdf?sequence=1&isAllowed=y

43. Organização Mundial de Saúde. Riscos e desafios na implementação da vacina contra a COVID-19 em África [Internet]. OMS | Escritório Regional para África. 2023 [citado 14 de agosto de 2023]. Disponível em: https://www.afro.who.int/news/risks-and-challenges-africas-covid-19-vaccine- rollout

44. OMS C. Plano nacional de implantação e vacinação para a COVID-19 [Internet]. 2021. Disponível em: Número de referência da OMS: OMS/2019-nCoV/NDVP/country_plans/2021.1

45. Departamento de Prevenção. Plano Plurianual Global (PMJA 2019-2023). 2018.

46. Direção-Geral da Saúde e Direção da Prevenção. Guia de gestão do programa alargado de vacinação e da vigilância epidemiológica. 2023.

47. Região médica de Dakar. ESBOÇO DO PLANO ACE. 2023.

48. Organização Mundial da Saúde O. Orientações para a avaliação pós-introdução da vacina contra a COVID-19 (cPIE): orientações provisórias, 25 de agosto de 2021 [Internet]. Organização Mundial da Saúde Saúde;2021. Disponível em: https://apps.who.int/iris/bitstream/handle/10665/352126/WHO-2019-nCoV-cPIE- 2021.1-eng.pdf

49. Donadel M, Panero MS, Ametewee L, Shefer AM. Tomada de decisão nacional para a introdução de novas vacinas: Uma revisão sistemática, 2010-2020. Vacina. 1 de abril de 2021;39(14):1897-909.

50. Ngcobo NJ, Cameron NA. O processo de tomada de decisão sobre a introdução de novas vacinas na África do Sul. Vaccine. 7 de setembro de 2012;30:C9-13.

51. Zola Matuvanga T, Doshi RH, Muya A, Cikomola A, Milabyo A, Nasaka P, et al. Desafios à introdução da vacina contra a COVID-19 na República Democrática do Congo - um comentário. Vacinas e imunoterapêuticas humanas. 30 Nov 2022;18(6):2127272.

52. Departamento de Prevenção. Plano nacional logístico de vacinação contra a covid-19 no Senegal. 2022.

53. Balde T, Oyugi B, Byakika-Tusiime J, Ogundiran O, Kayita J, Banza FM, et al. Transição da resposta à COVID-19 na região africana da OMS: um quadro proposto para repensar e reconstruir os sistemas de saúde. BMJ Glob Health. 29 de dezembro de 2022;7(12):e010242.

54. Browne L, Cooper S, Tiendrebeogo C, Bicaba F, Bila A, Bicaba A, et al. Using experience to create evidence: a mixed methods process evaluation of the new free family planning policy in Burkina Faso. Reprod Health. 18 de março de 2022;19:67.

55. Watson M, Shaw D, Molchanoff L, McInnes C. Challenges, lessons learned and results following the implementation of a human papilloma virus school vaccination program in South Australia (Desafios, lições aprendidas e resultados após a implementação de um programa de vacinação escolar contra o vírus do papiloma humano na Austrália do Sul). Australian and New Zealand Journal of Public Health. 1 de agosto de 2009;33(4):365-70.

56. Wiysonge CS, Ndwandwe D, Ryan J, Jaca A, Batouré O, Anya BPM, et al. Hesitação vacinal na era da COVID-19: poderão as lições do passado ajudar a adivinhar o futuro? Hum Vaccin Immunother. 31 de dezembro de 2022;18(1):1-3.

57. MacDonald NE. Hesitação em relação às vacinas: Definição, âmbito e factores determinantes. Vacina. 14 de agosto de 2015;33(34):4161-4.

58. Wone I. Os desafios da eficiência no planeamento dos sistemas de saúde na África Ocidental.
l'Ouest. Saúde Pública. 2018;30(6):905-9.

59. Centros de Controlo e Prevenção de Doenças (CDC). Avaliação da vigilância da meningite antes da introdução da vacina conjugada meningocócica do serogrupo a - Burkina Faso e Mali. MMWR Morb Mortal Wkly Rep. 21 de dezembro de 2012;61(50):1025-8.

60. Bertholom C. Vacinas contra a Covid-19: em que ponto estamos? Opção/Bio. 2021;32(627):18-9.

61. Declarações [Internet]. [citado 11 set 2023]. Disponível em: https://www.who.int/fr/news-room/statements

10 APÊNDICES

Apêndice 1: endereços das pessoas entrevistadas

Nome próprio e apelido	Função	endereço postal	Número de telefone
Distrito sanitário de Rufisque			
Dr. Diabel DRAME	Diretor Médico DU DS	diabeldrame@yahoo.fr	+221 77 645 60 78
Fatoumata Diakité	Ponto Focal do PAV e da Vigilância	fajules19744@gmail.com	+221 77 612 04 07
Sr. Mamadou Sahir Diallo	Enfermeira-chefe Diorga	msahirdiallo@gmail.com	+221 77 565 82 35
Sr. Cheikhou Kanté	Agente comunitário	chekhoukanté6@gmail.com	+221 77 659 39 91
Seynabou Ndiaye	Ponto focal do PEI	naboundiaye86@gmail.com	+221 77 508 03 28
Aissatou Diop	Ponto focal do PEI	massambacherif3@gmail.com	+221 77 847 28 92
Sra. Fawadou Wele Gaye	Diretor da estação Gouye	fawadeguaye@gmail.com	+221 77 464 62 37
Distrito sanitário de Dakar Sul			
Dr. Maty DIOUF	Diretor Médico	sakhomaty@gmail.com	+221 77 645 60 78
Aicha KEBE	Ponto Focal do PEI da DS	Achaamar2@gmail.com	+221 77 255 15 15
Khary NDOYE	Ponto Focal de Comunicação DS	tatoute2020@gmail.com	+22178 466 81 05
Sr. Mailck SARR	Ponto focal de vigilância	malicksarr65@gmail.com	+22177 538 57 08
	epidemiologia da SD		
Fatou Ndoye	Chefe do Centro de Saúde		+221 77 378 77 52
Sra. Soukoura Diakhaté GUISSE	Gestor do IEFP para o Centro de Saúde Sul		+22177 439 96 94
Sra. MBOW	Gestor do IMR para Hospital Abass NDAO		+221 77 510 70 74

Nome	Função	Email	Telefone
Sr. Pape Ibrahima SALL	Gestor do IMR para o Partido Socialista Sandial		+221 77 366 72 58
MR BADJI	Chefe do PS Sandial		+221 78 160 16 69
Distrito sanitário de Keur Massar			
Dr. Amady BA	Diretor Médico	bamady1@yahoo.fr	+221 77 541 48 80
Sra. Fatma Ngoye Touré	Ponto Focal do PEI da DS	fatmangoyetoure@gmail.com	+221 77 542 34 61
Sr. Babacar MBOUP	Chefe do PS Sra. Fatou Ba		
Ousmane THIOMBANE	Chefe dePS da aldeia de Keur Massar		
Região médica			
Dr. Aly Ngoné TAMBEDOU	DoutorChefe da BRISE	tambedou_aly@yahoo.fr	+221 77 535 58 64
Mame Diarra DIAGNE	Ponto focal do PEI da RM	diaradiagne1@gmail.com	+221 77 490 56 59
Nível central			
Dr. Ousseynou Badiane	Chefe da Divisão de Imunização	ouzbad@hotmail.com	+221 77 651 43 76
Dr. Boly DIOP	Chefe da divisão de vigilância	diopboly@yahoo.fr	+221 77 531 99 63
Dr. Abdoulaye MANGANE	Diretor adjunto imunização	abdoulayemangane@yahoo.fr	+221 77 557 88 50
Dr Youssouf MBAYE	Imunização	youmbaye9@yahoo.fr	+221 77 550 08 23
Dra. Amy LO	Diretor	amyndiayelo1@gmail.com	+221 77 566
	logística		14 22

Apêndice 2: Questionário para o nível central

Domínios	Etiquetas	Estatuto do MOE	Destaques	Áreas a melhorar
I. Preparação para a regulamentaç ão n (Documentaç ão disponível, desafios, colaboração com a farmácia)	1 Autorização de utilização de emergência			
	2) Garantir as condições de importações de vacinas Aprovado pela OMS			
	3. Autorização importação			
	4 Garantir o Mecanismo aprovação ou isenção excecional			
	5. Adoção de medidas específicas para a gestão das vacinas contra a Covid-19			
II. Planeamento e coordenação da introdução da vacina (Pers. Recurso para a elaboração do plano,	6. assegurar a manutenção regular de Reuniões do Comité de Direção			
	7. assegurar a manutenção regular de Reuniões do Comité Técnico			
	8. assegurar a manutenção regular de Reuniões do CCVS			
	9. assegurar reuniões regulares das estruturas de coordenação regional			
	10. realizar reuniões regulares da estrutura coordenação prefeitoral			
o impacto das reuniões)	11. atualizar os microplanos de implementação da vacinação contra a Covid-19 a nível local regiões			
III. Recursos e financiament o dos elementos abrangidos pelo plano, atividade limitada por defeito de financiament o	12. Elaborar uma estimativa orçamental para a execução do PNDV			
	13.mobilizar o financiamento por fonte			

IV. Populações-alvo e estratégias de vacinação (como os grupos-alvo foram visados e as estratégias utilizadas)	14. Designar os objectivos prioritários			
	15. Assegurar as actividades de vacinação de rotina contra a COVID-19 através da integração das plataformas existentes do PEI			
	16 Organizar vacinações de reforço trimestrais ou vacinação intensificada (campanhas de vacinação em massa) para complementar a vacinação da população. rotina			
	17. formar os profissionais de saúde na vacinação contra a COVID-19			
V. Gerir a cadeia de abasteciment o e gestão dos resíduos resultantes das actividades da empresa cuidados.	18. ter um plano logístico de vacinação contra a Covid-19 que tenha em conta os vários aspectos da logística			
	19. Quantificação das necessidades de vacinas e outros factores de produção			
	20. Ferramentas de gestão			
	21. Gestão de resíduos			
VII. Garantir a aceitação e a adoção do vacinação (pedido)	22. elaborar um comunicação			
	23 Produção e distribuição de material informativo e promocional.			
VIII. Garantir Controlo	24. gerir MAPIs em todos os níveis			
segurança das vacinas, segurança das injecções, gestão de MAPI e reacções adversas grave	25. Descrever o procedimento para as MAPIs			
Resumo	Total			
	Taxa de conclusão			

Apêndice 3: Questionário para os níveis regional e distrital

Domínios	Etiquetas	Estado de MEO	Pontos forte	Aponta para melhorar
I. Planeamento e coordenação a introdução da vacina	1. Realizar uma reunião de sensibilização com os chefes de pontos focais de programas e doenças crónicas			
	2. assegurar reuniões regulares dos grupos técnicos			
	3) Organizar uma reunião de sensibilização com as associações profissionais (médicos/enfermeiros/parte iras, pessoal de saúde, etc.). empresas, ASPS, etc.)			
	4. assegurar a realização de reuniões regulares das estruturas de coordenação regionais/prefectoriais			
	5.reunir-se com o saúde das forças armadas			
	6.atualizar os microplanos implantação da vacinação contra a Covid-19			
II. Recursos e financiamento	7. realizar as actividades implementação de Vacinas contra a COVID-19 no âmbito do PEI			
	8. nomear os objectivos prioritários			
III. Populações-alvo e estratégias de vacinação	9. levar a cabo actividades de vacinação de rotina contra a COVID-19, integrando as plataformas existentes do PEI			
	10) Organizar vacinações de reforço trimestrais ou vacinação intensificada (campanhas de vacinação em massa) para complementar a vacinação de rotina.			
	11,90% do grupo-alvo vacinado prioridade 2021			
	12. dar formação a Saúde na vacinação contra a COVID-19			

IV. Gerir a cadeia de abastecimento e gestão dos resíduos resultantes das actividades de cuidados de saúde.	13. assegurar que as vacinas contra a COVID são incluídas nas encomendas PPS e DS periódicos			
	a. Enumerar os estabelecimentos que comunicaram um capacidade da cadeia de frio insuficiente			
	b. Elaborar sistematicamente uma situação mensal das existências			
	c. Nomear as unidades de vacinação que observaram ou comunicaram problemas na cadeia de frio desde a introdução do novo vacina			
	e. Descrever os desafios associados à entrega ou recolha de vacinas para vacinação			
	citar o número de incineradoras de resíduos			
	estão disponíveis várias vacinas contra a COVID-19			
V. Gestão e formação	14. Formar e reciclar os trabalhadores do sector da saúde em matéria de vacinação anti-COVID			
recursos humanos	15. efetuar a supervisão do local a partir de a introdução do COVID-19			
VI. Assegurar a aceitação e a adoção do vacinação (pedido)	16. Elaborar um plano de comunicação e de mobilização social específico para a vacina contra COVID-19			
	17. elaborar e difundir mensagens adaptadas aos pessoas vulneráveis			
VII. Controlo da segurança de	21. Notificar 100% dos casos de MAPI			

vacinas, segurança das injecções, gestão da MAPI e reacções adversas grave	22. Tomar a seu cargo todas as MAPI para a vacinação contra a COVID-19			
Resumo	Total			
	Taxa de conclusão			

Apêndice 4: Questionário para as unidades de vacinação

Domínios	Etiquetas	Estado de MEO	Pontos forte	Aponta para melhorar
I. Planeamento e coordenação a introdução da vacina	1. assegurar a manutenção regular de reuniões de grupos técnicos			
	2) Realizar uma reunião de sensibilização com as associações profissionais (médicos/enfermeiros/parteiras, pessoal de saúde, etc.). empresas, ASPS, etc.)			
	3. atualizar os microplanos de aplicação da vacinação contra a Covid-19 nos centros de saúde			
II. Recursos e financiamento	4. realizar as actividades implementação de Vacinas contra a COVID-19 no âmbito do PEI			
III. Populações-alvo e estratégias de vacinação	5. nomear os objectivos prioritários			
	6. assegurar actividades de vacinação de rotina contra a COVID-19, integrando as plataformas existentes do PEI			
	7) Organizar vacinações de reforço trimestrais ou vacinação intensificada (campanhas de vacinação em massa) para complementar a vacinação da população.rotina			
	8,90% do objetivo prioritário de 2021 vacinado			

	9. formar o pessoal de saúde sobre a vacinação contra a COVID-19			
IV. Gerir a cadeia de abastecimento e gestão dos resíduos resultantes das actividades de cuidados de saúde.	10. assegurar que as vacinas contra a COVID são incluídas nas encomendas PPS e DS periódicos			
	a. Enumerar os estabelecimentos que comunicaram um capacidade da cadeia de frio insuficiente			
	b. Elaborar sistematicamente uma situação mensal das existências			
	c. Nomear as unidades de vacinação que observaram ou problemas da cadeia de frio comunicados desde a introdução do nova vacina			
	e. Descrever os desafios associados à entrega ou recolha desde as vacinas até estabelecimentos/locais de vacinação			
	f. Indicar o número de incineradoras de resíduos			
	g. organizar vários produtos vacinas contra a COVID-19			
V. Gestão e formação em recursos humanos	11. formação e reciclagem profissionais de saúde sobre a vacinação contra a COVID			
	18. efetuar a supervisão do local a partir de a introdução do COVID-19			
VI. Assegurar a aceitação e a adoção do vacinação (pedido)	19. Elaborar um plano de comunicação e de mobilização social específico para a vacina contra COVID-19			
	20 Conceber e divulgar mensagens adaptadas aos grupos vulneráveis			

VII. Controlo da segurança de vacinas, segurança das injecções, gestão da MAPI e reacções adversas grave	21. Notificar 100% dos casos de MAPI			
	22. Tomar a seu cargo todas as MAPI para a vacinação contra a COVID-19			
	23. Descrever o procedimento para as MAPIs			
Resumo	Total			
	Taxa de conclusão			

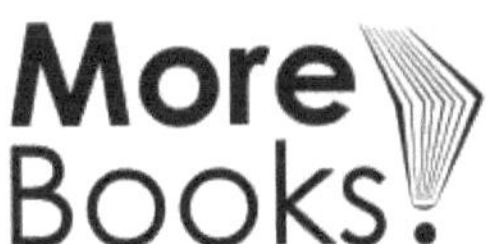

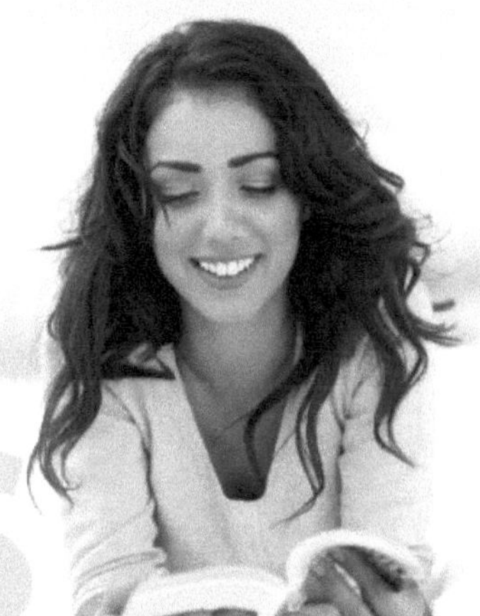

I want morebooks!

Buy your books fast and straightforward online - at one of world's fastest growing online book stores! Environmentally sound due to Print-on-Demand technologies.

Buy your books online at
www.morebooks.shop

Compre os seus livros mais rápido e diretamente na internet, em uma das livrarias on-line com o maior crescimento no mundo! Produção que protege o meio ambiente através das tecnologias de impressão sob demanda.

Compre os seus livros on-line em
www.morebooks.shop

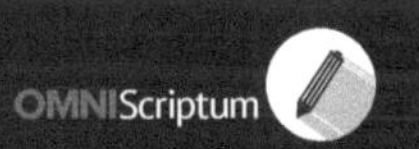

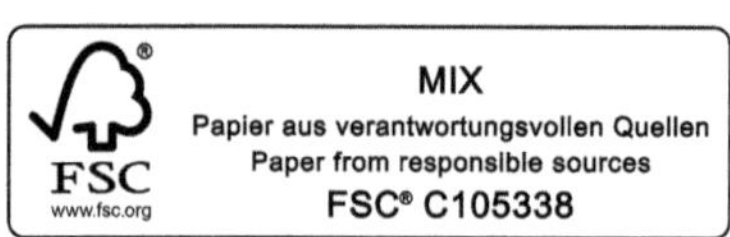